D1828678

W.-U. Boeckh-Behrens/W. Buskies

Gesundheitsorientiertes Fitnesstraining

Band 3

- Rückentraining
- Knietraining
- Alterssport

Zu den Autoren

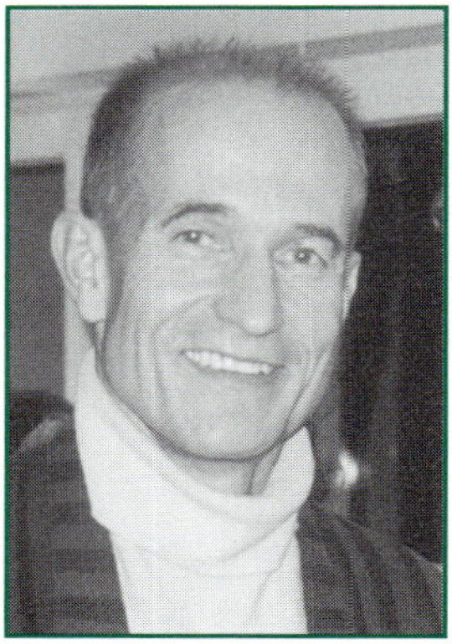

Wend-Uwe Boeckh-Behrens, Jahrgang 1943, studierte die Fächer Sport und Romanistik an den Universitäten Würzburg und Besançon. Im Rahmen seiner beruflichen Tätigkeit als Dozent an den Universitäten Würzburg (seit 1972) und Bayreuth (seit 1975) beschäftigt er sich unter anderem schwerpunktmäßig mit Fragen der Trainingslehre, Gesundheit und Fitness. Am Institut für Sportwissenschaft an der Universität Bayreuth baute er die Ausbildung Gesundheit und Fitness und den European Master in Health and Fitness auf. Seine zahlreichen Publikationen zu diesem Thema sind gekennzeichnet durch die gelungene didaktische Umsetzung der Theorie in die Praxis. Dabei kann er aus seiner langjährigen persönlichen Erfahrung als Leistungs- und Fitness-Sportler schöpfen.

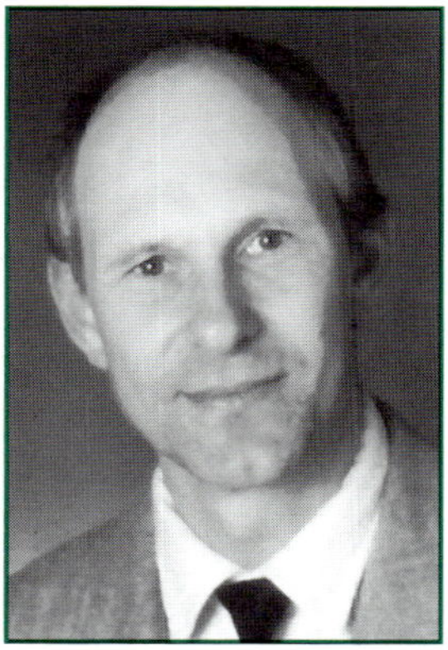

Dr. habil. Wolfgang Buskies, Jahrgang 1956, studierte Sport an der Deutschen Sporthochschule Köln und Biologie an der Universität Köln. Im Anschluß an sein Studium und eine einjährige krankengymnastische Ausbildung promovierte er 1987 an der Deutschen Sporthochschule Köln mit den Fächern Sportmedizin und Trainings- und Bewegungslehre. Seit 1987 ist er Dozent am Institut für Sportwissenschaft der Universität Bayreuth mit den Arbeitsschwerpunkten Gesundheit, Fitness sowie Trainings- und Bewegungslehre. 1998 erfolgte die Habilitation in Sportwissenschaft an der Universität Bayreuth. Er ist Verfasser zahlreicher Publikationen zu sportmedizinischen und trainingswissenschaftlichen Fragestellungen.

Inhalt

Vorwort

Die zunehmende Sensibilisierung weiter Teile der Bevölkerung für Fragen der Umwelt, der Ernährung und der Gesundheit zeugt von einem wachsenden Ökologie- und Gesundheitsbewußtsein. Damit einher geht die Erkenntnis, daß nur das selbständige, aktive Beeinflussen der Ursachen der Umwelt- und Gesundheitsgefährdung erfolgversprechend ist und nicht das halbherzige Herumdoktern an den Symptomen.

Die drei Bände "Gesundheitsorientiertes Fitnesstraining" decken den komplexen Bereich von Gesundheit und Fitness in umfassender Weise ab und bieten Ihnen Hintergrundwissen, praxisnahe Informationen und konkrete Anleitung.

Band 1	**Band 2**	**Band 3**
Fitnessgrundlagen	Ausdauertraining	Rückentraining
Krafttraining	Ernährung	Knietraining
Beweglichkeitstraining	Entspannung	Alterssport

Die Bücher setzen den neuesten Stand der Fitnessforschung in allgemein verständliche praktische Trainings- und Lebenshilfe um und haben das Ziel, auch Sie zu einem lebenslangen gesundheits- und fitnessorientierten Lebensstil zu motivieren.

Das "gesundheitsorientierte Fitnesstraining" spricht den noch unentschlossenen Neueinsteiger ebenso an wie den routinierten, erfahrenen Fitnessfan, die Breiten- und Leistungssportler aller Disziplinen, Fitnesstrainer, Übungsleiter, Sportlehrer sowie Studenten und Dozenten. Es ist gleichermaßen geeignet für Trainierende in Fitnessanlagen, Vereinen, Schulen und Universitäten sowie für alle Interessierte, die ihr Training selbständig organisieren.

Das vorliegende Buch in drei Bänden wurde angeregt und unterstützt von der Arzneimittelfirma Dr. Loges + Co. GmbH. Dieses Unternehmen ist auf Naturstoffpräparate spezialisiert und bietet mit seinem *Dr. Loges sportsCARE*-Programm sportlich aktiven Menschen Präparate an, die sowohl der Gesunderhaltung und Leistungsstabilisierung dienen als auch der Vorbeugung und Behandlung von Sportverletzungen. Wir verweisen gern auf die Informationsseite am Ende dieses Bandes. Mit der dort eingehefteten Servicekarte können Unterlagen angefordert werden, auch über wissenschaftliches Trainings- und Ernährungs-knowhow.

Teil I:

Rückentraining

1. Rückentraining

Nahezu jeder dritte erwachsene Bundesbürger leidet heute ständig unter Rückenbeschwerden und nur 20 % bleiben zeitlebens von Rückenschmerzen verschont. Die Wirbelsäule ist aufgrund der menschlichen Entwicklungsgeschichte vom Vierbeiner zum aufrechten Gang (Zweibeiner) zur zentralen Schwachstelle des Bewegungsapparates geworden. Durch die Aufrichtung hat die Wirbelsäule zwei Unterstützungspunkte verloren. Sie muß nun wie ein beweglicher Stab in der Senkrechten mit Hilfe der Muskulatur ausbalanciert werden. Da der Mensch sich zudem heute entgegen seiner Natur weitgehend zum Sitzwesen ohne nennenswerte körperliche Beanspruchung entwickelt hat, fehlen adäquate Reize für die stabilisierende und schützende Muskulatur der Wirbelsäule. Die Bauch- und Rückenmuskulatur ist vielfach zu schwach; andere Muskeln, wie z. B. die Hüftbeuger, werden aufgrund ihrer Dauerverkürzung (z. B. durch ständiges Sitzen) unelastisch. Der Bewegungsapparat ist - wie der Name schon sagt - auf Bewegung ausgerichtet. Jede einzelne Struktur, ob Muskeln, Bänder, Sehnen, Knochen, Bandscheiben etc. benötigt zur Erhaltung ihrer Leistungsfähigkeit regelmäßige mechanische Belastungsreize. Bleiben diese Reize aus, kommt es zu Verschleißerscheinungen, frühzeitigen Schädigungen und einer reduzierten Belastungsfähigkeit. So führt beispielsweise die permanente Beanspruchung der Wirbelsäule über den Tag ohne adäquate muskuläre Stabilisation auf Dauer zu einer Überlastung z.B. der kleinen Wirbelgelenke oder Bandscheiben und zu vorzeitigen degenerativen Veränderungen. Eine Wirbelsäule ist so gut oder so schlecht wie die sie haltende Muskulatur.

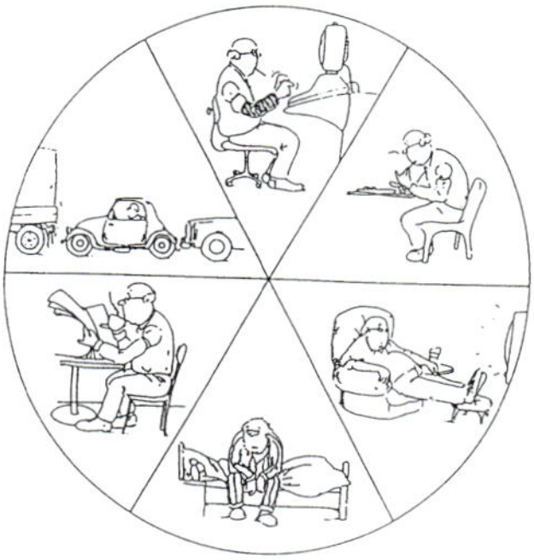

Abb.1: Der Tagesablauf eines Durchschnittsbürgers ...

1.1 Vorteile - Nutzen - Ziele

Folgende positive Aspekte können einem Rückentraining in Verbindung mit rückengerechtem Alltagsverhalten zugeschrieben werden:

Effekte eines regelmäßigen Rückentrainings	
Präventive Ziele	• Vorbeugung von Rückenbeschwerden • Vorbeugung gegen Bandscheibenvorfälle und weitere Wirbelsäulenerkrankungen • Vorbeugung gegen Osteoporose • Vorbeugung gegen altersbedingten Haltungsverfall und erhöhte Wirbelsäulenbelastung infolge altersbedingter Körpergewichtszunahme in Verbindung mit abnehmender Muskelkraft • Kräftigung der Muskulatur und Verbesserung der Beweglichkeit (vgl. Band 1, Kap. Krafttraining und Beweglichkeitstraining) • Reduzierung der Wirbelsäulenbelastung bei Arbeit, Sport und Freizeit • Es kann eine größere Anzahl an Sportarten gefahrloser durchgeführt werden (z. B. Tennis, Golf etc.) • Zugang zu einem sportlichen Lebensstil
Rehabilitative Ziele	• Linderung von Rückenbeschwerden bzw. Erreichen von Schmerzfreiheit • Reduzierung der Medikamenteneinnahme, Arztbesuche, physikalischen Behandlungen • Verbesserung der Lebensqualität • Ausgleich muskulärer Dysbalancen und Wiederherstellung eines belastungsfähigen Bewegungsapparates • Verbesserung des Selbstbewußtseins durch die Erweiterung von Bewegungsmöglichkeiten und Tätigkeitsbereichen

Tab.1: Effekte eines regelmäßigen Rückentrainings.

1.2 Anatomische Grundlagen

Die Wirbelsäule ist die zentrale Achse des Körpers. Sie setzt sich aus vielen gegeneinander beweglichen Funktionseinheiten zusammen, zu denen die einzelnen Wirbel mit den kleinen Wirbelgelenken, die Zwischenwirbelscheiben (Bandscheiben), Bänder und Muskulatur gehören. Der bewegliche Teil der Wirbelsäule gliedert sich in Halswirbelsäule (7 Halswirbel), Brustwirbelsäule (12 Brustwirbel) und Lendenwirbelsäule (5 Lendenwirbel). Daran schließen sich das Kreuzbein an, das aus einem einzigen Knochen besteht, der aus verschmolzenen Wirbeln entstanden ist und das Steißbein, was sich aus 3-4 rudimentären (nicht voll ausgebildeten) Wirbeln zusammensetzt. Das Becken dient als Verbindung der Wirbelsäule zu den Beinen. Mit zunehmenden Druck nimmt die Größe und Dicke der Wirbelkörper und Bandscheiben vom Hals bis zum Becken zu. In der Seitenansicht wird erkennbar, daß die Hals- und Lendenwirbelsäule leicht nach vorne gewölbt sind (Hals- bzw. Lendenlordose), die Brustwirbelsäule nach hinten geschwungen ist (Brustkyphose).

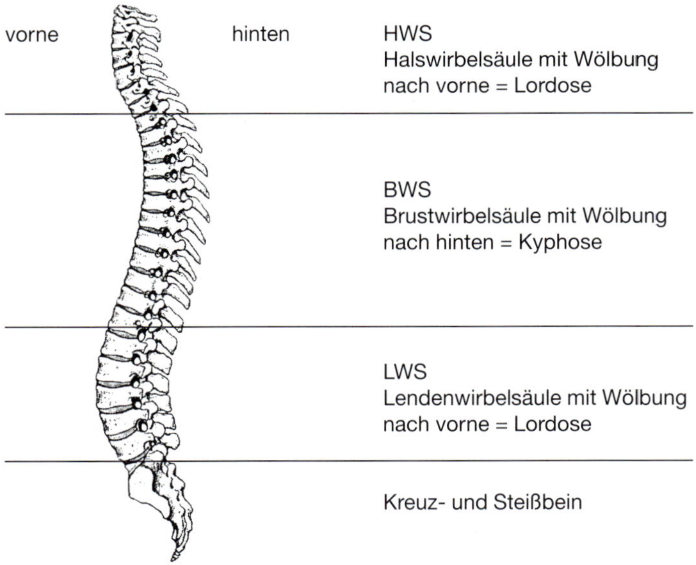

Abb.2: Schematische Darstellung der Wirbelsäule von der Seite (KRAUSE 1994).

Jeder Wirbel besteht aus einem Wirbelkörper von dem der Wirbelbogen abgeht. Durch das vom Wirbelkörper und -bogen gebildete Wirbelloch verläuft das Rückenmark. Als Ansatzpunkte und Hebel für die Muskulatur finden sich seitlich des Wirbels je ein Querfortsatz und sehr gut tastbar nach hinten wegstehend ein Dornfortsatz. An den Wirbelbögen befinden sich die Gelenkfortsätze (2 oben und 2 unten), die der Mobilität der Wirbelsäule und Führung der Bewegung dienen und einen Teil der senkrecht einwirkenden Kraft abdämpfen.

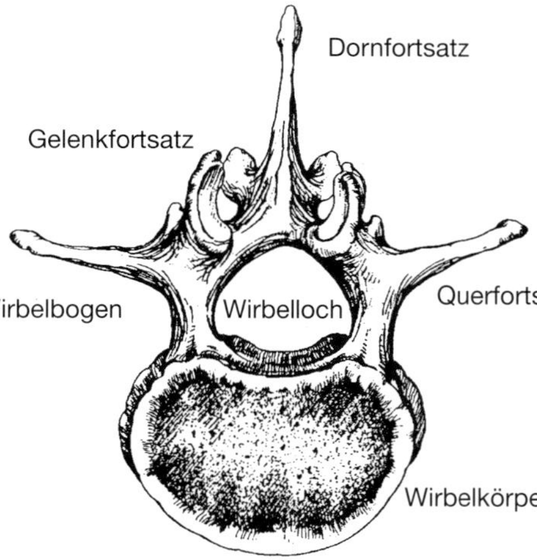

Abb.3: Ansicht eines Lendenwirbelkörpers (KRAUSE 1994).

Die Bandscheiben befinden sich zwischen zwei benachbarten Wirbeln, wobei die erste Bandscheibe zwischen dem 2. und 3. Halswirbel, die letzte zwischen dem 5. Lendenwirbel und dem Kreuzbein liegt. Sie ermöglichen einerseits zusammen mit den Wirbelgelenken die Bewegung der Wirbelsäule, andererseits wirken sie als Stoßdämpfer, indem sie die auf die Wirbelsäule einwirkenden Stöße und Belastungen abpuffern. Die Versorgung der Bandscheiben erfolgt nicht durch Blutgefäße, sondern nach einem „Schwammprinzip". Die Bandscheibe wird dabei durch den Wechsel von Belastung und Entlastung ernährt. Bei der Entlastung wird die zur Ernährung wichtige Flüssigkeit aufgenommen, bei der Belastung ausgepreßt. *Die Bandscheibe lebt somit von der Bewegung.*

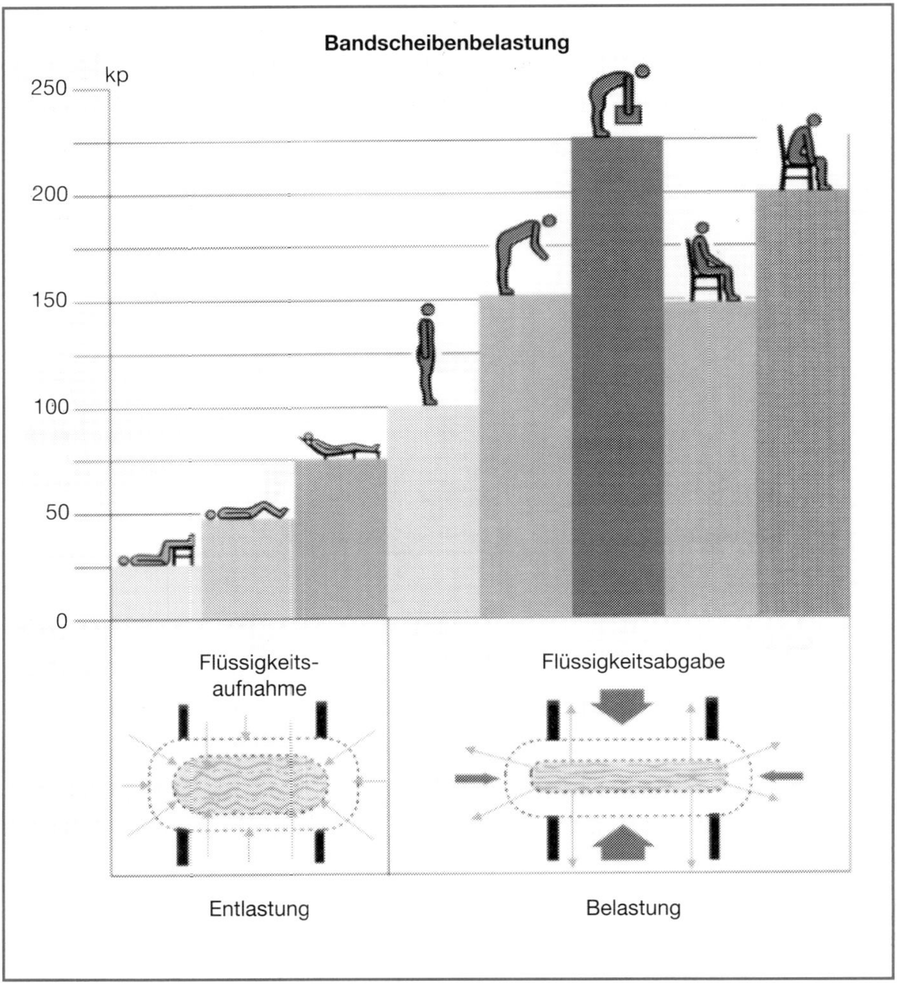

Abb.4: Belastung und Ernährung der Bandscheiben in unterschiedlichen Positionen (nach NACHEMSON und MORRIS 1965 in BAGUV 1994).

Ohne Muskulatur wäre weder eine Stabilisierung der Wirbelsäule z. B. für eine aufrechte Haltung noch eine aktive Bewegung möglich. Von entscheidender Bedeutung sind neben der Rücken-, Bauch- und Beckenmuskulatur die Muskulatur des Nackens und des Schultergürtels als Balanceelement und die Beinmuskulatur.

1.3 Muskuläre Dysbalancen und Rückenbeschwerden

Die Gewährleistung für einen gesunden und leistungsfähigen Rücken ist eine ausgeglichene Muskelentwicklung - die Muskelbalance. Unter muskulären Dysbalancen versteht man verstärkte Muskelverkürzungen und/oder Muskelabschwächungen, die ein sogenanntes arthromuskuläres (arthron=Gelenk) Ungleichgewicht bewirken, welches eine ungünstige Belastungsverteilung auf die Gelenkstrukturen nach sich zieht. Als Folgen können Fehlbelastungen, eine vorzeitige Abnutzung des Gelenkknorpels, Überbelastungen der Sehnen, schmerzhafte Muskelverspannungen mit erhöhter Verletzungsgefahr (Zerrungen, Muskelfaserrisse) sowie muskuläre Funktions- und Koordinationsstörungen auftreten. Muskuläre Dysbalancen können somit einerseits die Belastbarkeit des Bewegungsapparats herabsetzen und andererseits die Leistungsfähigkeit beeinträchtigen. Als Ursachen für das Auftreten muskulärer Dysbalancen gelten u. a. eine mangelnde oder fehlende körperliche Beanspruchung, einseitige Belastungen im Alltag oder beim Sport, Fehl- und Überbelastungen sowie eine unzureichende Regeneration, unfunktionelle Bewegungsausführungen und Verletzungen bzw. Beschwerden am Bewegungsapparat. Typische Beispiele für eine muskuläre Dysbalance sind der Rundrücken bzw. der Hohlrücken (das verstärkte Hohlkreuz). Der Rundrücken ist gekennzeichnet durch eine verkürzte Brustmuskulatur (Dehnen!) und eine abgeschwächte obere Rückenmuskulatur (Kräftigen!).

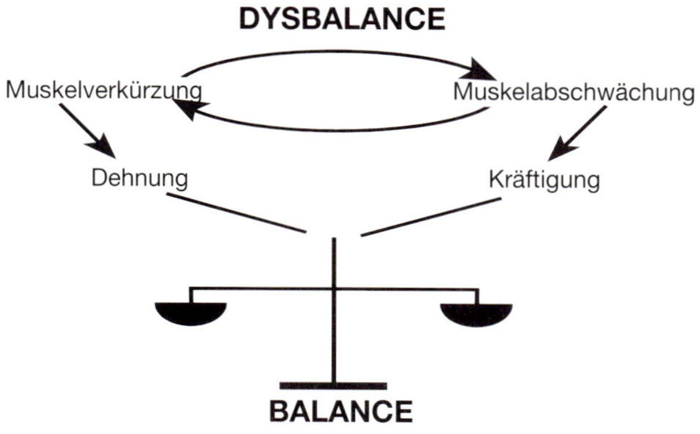

Abb.5: Beziehung zwischen muskulärer Dysbalance und Muskelbalance.

Beim Hohlrücken liegt eine Hyperlordosierung (verstärktes Hohlkreuz) der Lendenwirbelsäule vor, die häufig mit einer Verkürzung der Hüftbeugemuskulatur und des unteren Anteils des Rückenstreckers im Lendenwirbelsäulenbereich (Dehnen!) sowie mit einer Abschwächung der Bauch- und Gesäßmuskulatur (Kräftigen!) einhergeht.

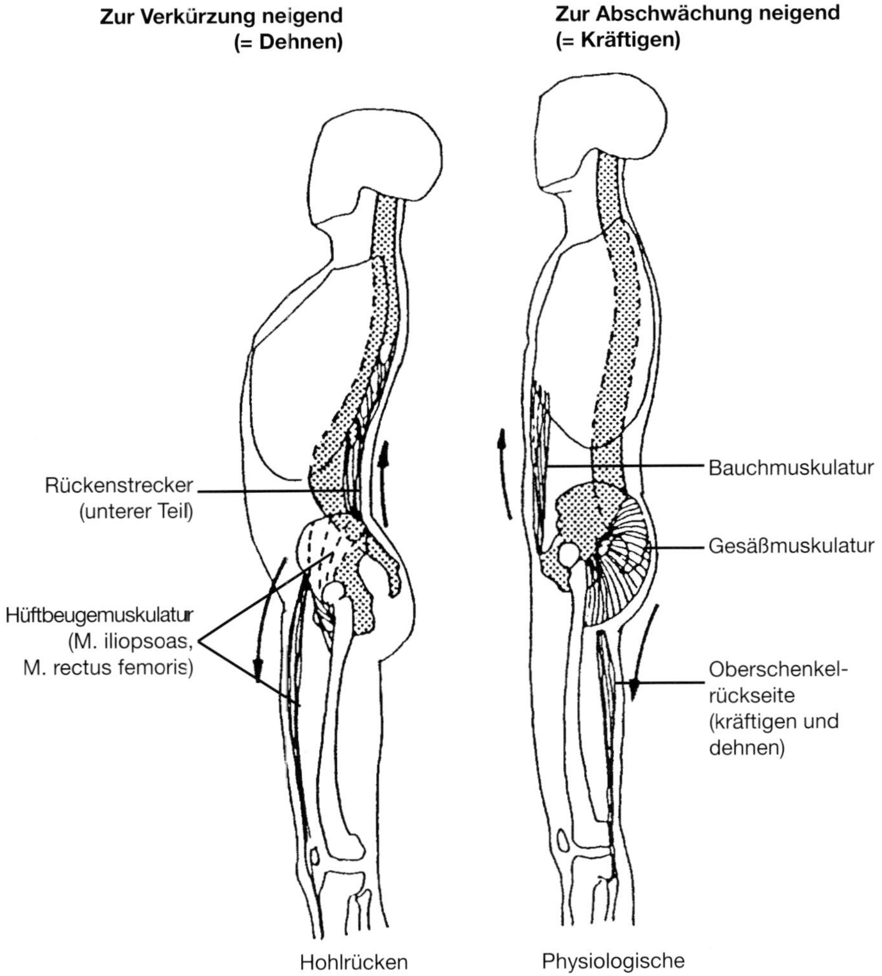

Abb.6: Darstellung der veränderten Wirbelsäulen-Beckenstatik infolge muskulärer Dysbalancen (modifiziert nach KNEBEL 1985).

Menschen, die beim längeren Stehen oder Spazierengehen Beschwerden im Lendenwirbelsäulenbereich bekommen, sind häufig froh, wenn sie sich zwischendurch hinsetzen und die Muskulatur des unteren Rückens dehnen können. Sie nehmen damit die Spannung aus der durch die falsche Haltung beim Gehen und Stehen weiter verkürzten unteren Rückenmuskulatur heraus. Die Schmerzen lassen dann meist schnell nach.

Merkmale der aus einem Hohlrücken resultierenden Fehlstellung sind eine vermehrt punktförmige Belastung der Bandscheibe (keine flächige Krafteinwirkung) im Bereich der Lendenwirbelsäule, veränderte Druck- und Zugbelastungen, negative Auswirkungen auf die Zwischenwirbelgelenke, häufig muskuläre Verspannungen und möglicherweise eine Überbelastung der Bänder. Als Folgen ergeben sich oftmals eine insgesamt reduzierte Belastbarkeit, Schmerzen im unteren Rücken und ischiasähnliche Beschwerden (GRAFF/PRAGER 1986).

Im Hinblick auf die Entstehung von Rückenschmerzen kommt neben muskulären Defiziten erschwerend hinzu, daß viele Alltagsbewegungen nicht rückengerecht durchgeführt werden, und die am häufigsten praktizierte Tätigkeit - das Sitzen - insbesondere bei falscher Sitzhaltung ausgesprochen belastend für die Bandscheiben ist. Insofern ist es nicht verwunderlich, daß jeder zweite Besuch beim Orthopäden aufgrund von Rückenbeschwerden erfolgt.

Die Ursachen von Rückenbeschwerden liegen am häufigsten in einer unzureichenden muskulären Stabilisierung der Wirbelsäule aufgrund fehlender gezielter körperlicher Aktivität sowie in einem rückenfeindlichen Alltagsverhalten. Jeder kann also für sich selbst sehr viel sowohl im Bereich der Vorbeugung von Rückenbeschwerden als auch in der Therapie bei bereits vorhandenen Schmerzen (je nach Beschwerdebild und -intensität in Abstimmung mit dem Orthopäden) tun. Schon Sokrates sagte: *„Wenn jemand Gesundheit sucht, frage erst, ob er bereit sei, künftig die Ursachen der Krankheit zu meiden, erst dann darfst du ihm helfen."*

Rückenbeschwerden treten am häufigsten im Bereich der Lendenwirbelsäule auf, da hier das Gewicht des Rumpfes und Kopfes die stärkste Belastung ausübt. Ein weiterer zu Beschwerden neigender Abschnitt ist die Halswirbelsäule, da sie der beweglichste Teil ist und den relativ schweren Kopf frei ausbalancieren muß. Der Bereich der Brustwirbelsäule ist nur relativ selten schmerzhaft betroffen, weil die Wirbelkörper hier zusammen mit den anliegenden Rippen und dem Brustbein den kompakten Brustkorb bilden.

1.4 Trainingsprogramme - Back in action

Die in Tabelle 2 gegebenen Empfehlungen für die Funktionsgymnastik sind

Vermeidung/Abbau von muskulären Dysbalancen		
Muskel	**Dehnen**	**Kräftigen**
Hals- und Nackenmuskulatur	X	X
Oberer Rücken (u.a. Mm. rhomboidei, M. trapezius, M. erector spinae pars thoracalis)		X
Brustmuskel (M. pectoralis major)	X	
Rückenstrecker im LWS-Bereich (M. erector spinae pars lumbalis)	X	X
Bauchmuskeln (M. rectus abdominis, M. obliquus externus und internus abdominis)		X
Hüftbeuger (M. illiopsoas, M. rectus femoris)	X	
Gesäßmuskel (M. glutaeus maximus)		X
Abduktoren		X
Adduktoren	X	X
Oberschenkelvorderseite (M. quadriceps femoris)	X	X*
Oberschenkelrückseite (Ischiocrurale Gruppe)	X	X

Tab. 2: Trainingsempfehlungen bei muskulären Dysbalancen.

* Die Kräftigung der Oberschenkelvorderseite ist sinnvoll, da hiermit die rückengerechte Durchführung von Alltagsaktivitäten erleichert wird (z. B. das Heben von Gegenständen aus den Beinen heraus mit geradem Rücken).

für die meisten Menschen mit Rückenbeschwerden sinnvoll. In Einzelfällen ist je nach Beschwerdebild und -ursache in Absprache mit dem Arzt aber nicht auszuschließen, daß z.B. auch eine Dehnung der Bauchmuskulatur bzw. eine Kräftigung der Hüftbeugemuskulatur angezeigt sein kann. Einige Muskeln sollten gleichzeitig gezielt gedehnt und gekräftigt werden. Dies schließt sich bei entsprechenden Dehn- und Kraftprogrammen nicht aus (vgl. Band 1 Kap. Krafttraining und Beweglichkeitstraining). Ein typisches Beispiel hierfür ist die Oberschenkelrückseite, die oftmals verkürzt ist, im Vergleich zur häufig gut trainierten Oberschenkelvorderseite aber meist auch zu schwach ausgeprägt ist (vgl. Band 3 Kap. Knieschule).

Die folgenden Programme sind schwerpunktmäßig auf die Problembereiche des Rückens ausgerichtet und können getrennt, oder auch in Teilen kombiniert, absolviert werden. Allerdings sollte man den Rücken nicht isoliert betrachten, sondern eine harmonische Entwicklung aller Muskeln anstreben. Hierzu gehören z. B. auch die Beinmuskulatur und der Schultergürtel.

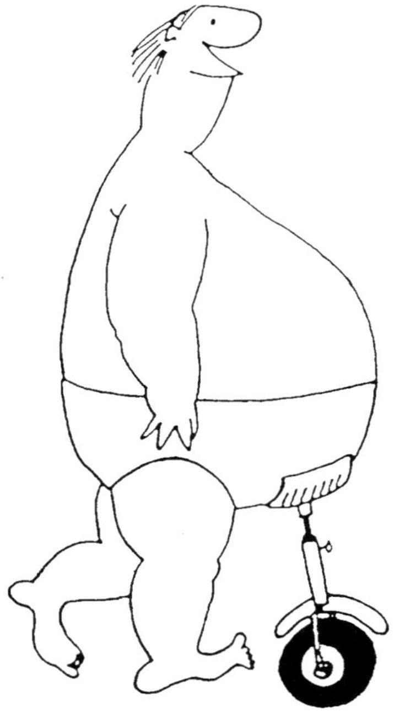

Abb.7: Alternatives Verfahren zum Ausgleich von muskulären Dysbalancen (REINHARDT o.J.).

Trainingsprogramm

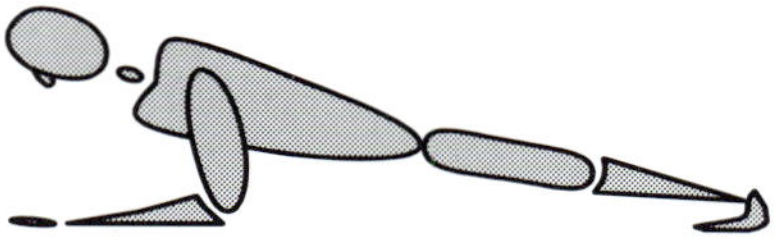

Ganzkörperspannungsübung
- Auf Unterarme und Fußspitzen legen, Körper ist abgehoben
- Bauch und Gesäß anspannen
- Kopf in Verlängerung des Rumpfes
- Regelmäßig atmen

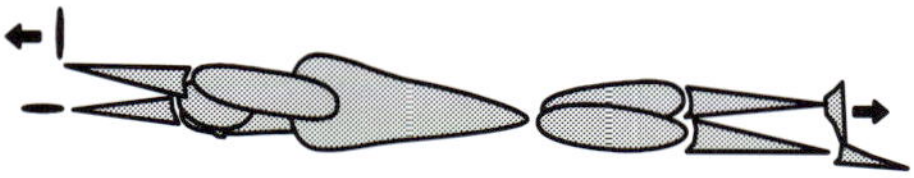

Kräftigung Rücken
- Bauchlage - Bauch und Gesäß anspannen
- Linken Arm und rechtes Bein 2 cm vom Boden abheben und halten und umgekehrt
- Kopf in Verlängerung des Rumpfes, Blick zum Boden
- Kontinuierlich weiteratmen

Vorbeugung

Rücken

Dehnung Oberschenkelrückseite
- Das gebeugte Bein mit beiden Händen in der Kniekehle umfassen, zum Oberkörper heranziehen und dort festhalten
- Langsam das Kniegelenk gegen den Widerstand der Hände strecken
- Anderes Bein gestreckt am Boden halten

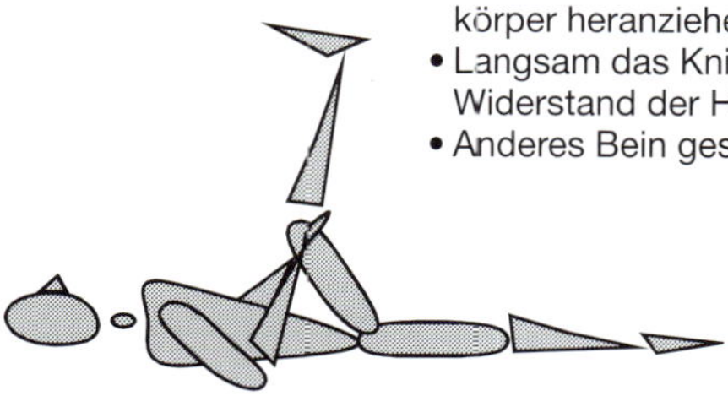

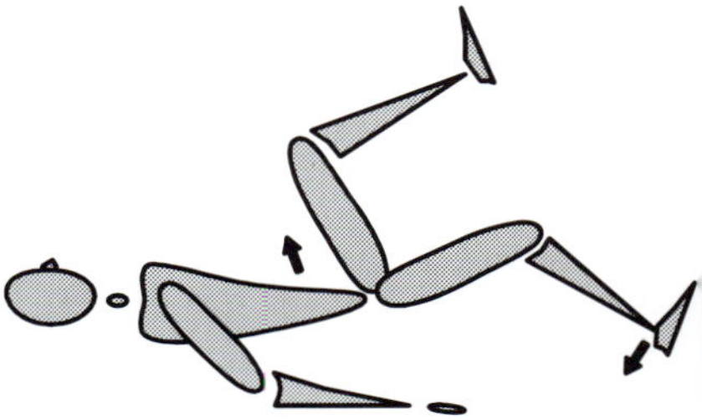

"Unterer Rücken"

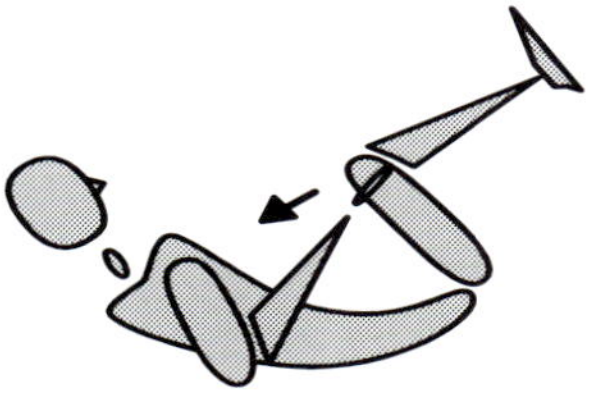

Dehnung unterer Rücken
- Rückenlage
- Knie leicht öffnen und an die Schultern ziehen
- Kopf und Schultern abheben und Wirbelsäule ganz rund machen

Kräftigung Bauch
- Oberschenkel anheben - Winkel im Hüftgelenk < 90°
- Den Oberkörper immer wieder langsam vom Boden abheben und imaginäre Wand wegschieben
- Unterer Rücken bleibt am Boden
- Beim Hochgehen ausatmen

und Reduzierung von beschwerden

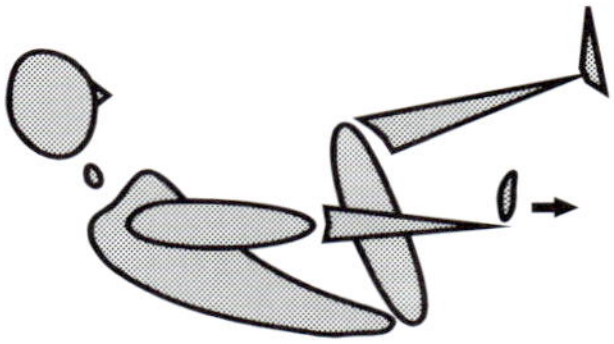

Dehnung Hüftbeuger
- Sehr weiter Ausfallschritt
- Oberkörper auf vorderes Bein ablegen
- Hände stützen auf dem Boden
- Hinteres Bein strecken und Hüfte nach unten drücken

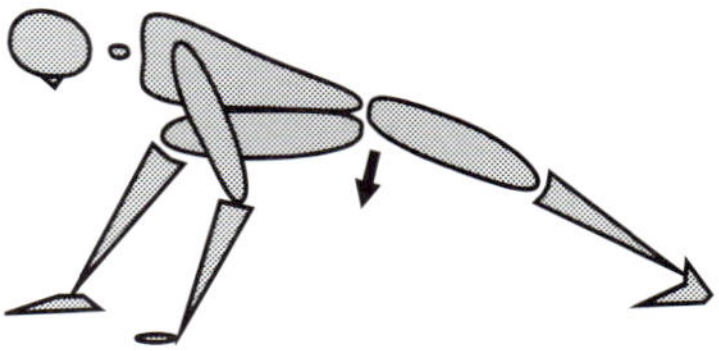

Kräftigung Gesäß/Oberschenkel-rückseite
- Rückenlage - ein Knie an die Brust ziehen
- Fuß des anderen Beines hochziehen und Ferse in den Boden stemmen, so daß sich das Becken einige Zentimeter vom Boden abhebt
- Becken heben und senken

Trainingsprogramm "Oberer

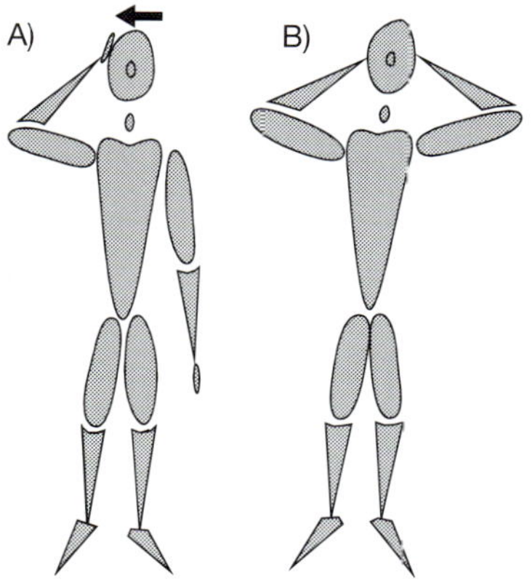

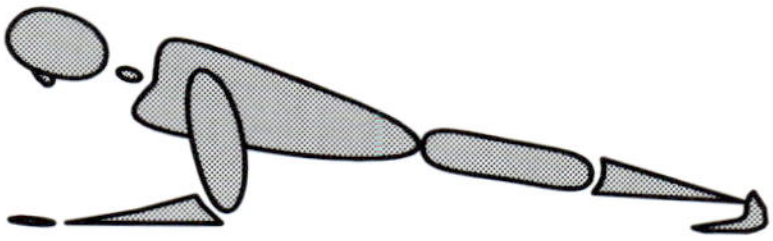

Ganzkörperspannungsübung
- Auf Unterarme und Fußspitzen legen, Körper ist abgehoben
- Bauch und Gesäß anspannen
- Kopf in Verlängerung des Rumpfes
- Regelmäßig atmen

Kräftigung Nacken/Hals

A)
- Kinnspitze etwas zur Brust bewegen
- Handinnenfläche an die Kopfseite legen - langsam mit dem Kopf gegen den Widerstand der Hand Spannung aufbauen
- Wechsel andere Seite

B)
- Hände im Nacken verschränken
- Kinn leicht zur Brust ziehen
- Mit dem Hinterkopf Widerstand gegen die Hände aufbauen

Vorbeugung

Nacken

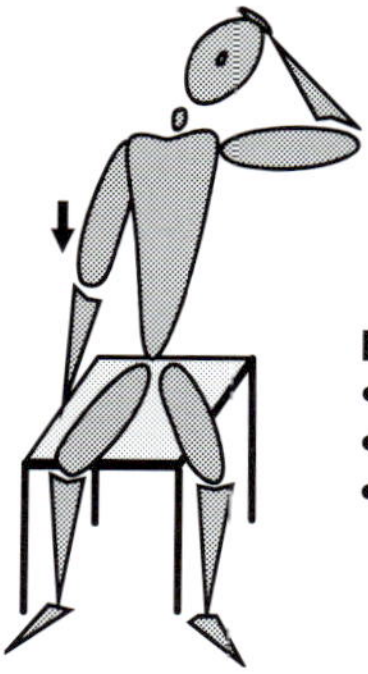

Dehnung Nacken/Hals
- Sitz oder Stand
- Kopf zur Seite neigen
- Schulter und Hand der Gegenseite aktiv nach unten drücken

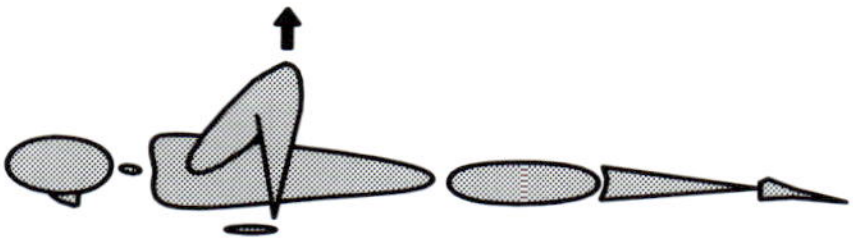

Rücken und Nacken"

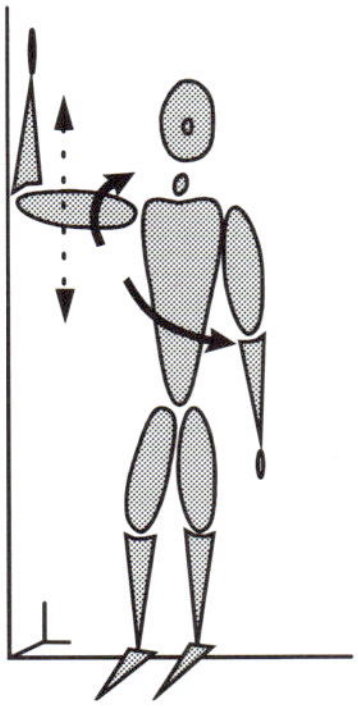

Dehnung Brust
- Seitlicher Stand an einem Türrahmen oder an der Wand
- Unterarm und Kleinfingerseite an die Kante anlegen
- Mit dem Rumpf vom Arm wegdrehen, Dehnreiz in der Brustmuskulatur spüren

Kräftigung oberer Rücken
- Bauchlage - Bauch und Gesäß anspannen
- Kopf in Verlängerung des Rumpfes, Blick zum Boden
- Arme vor dem Kopf langsam beugen und strecken unter der Vorstellung, einen ganz schweren Widerstand nach vorn wegzuschieben (Arme strecken) und dann zu sich heranziehen (Arme beugen) - Hände zu Fäusten ballen

und Reduzierung von beschwerden

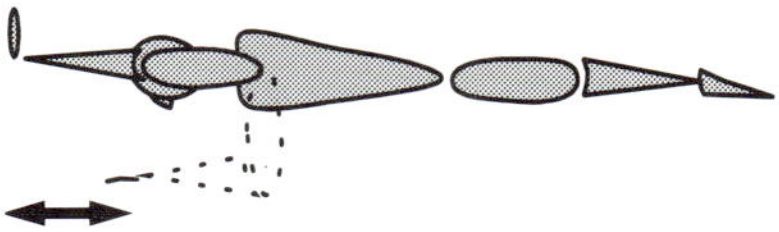

Dehnung unterer Rücken
- Rückenlage
- Knie leicht öffnen und an die Schultern ziehen
- Kopf und Schultern abheben, Wirbelsäule ganz rund machen

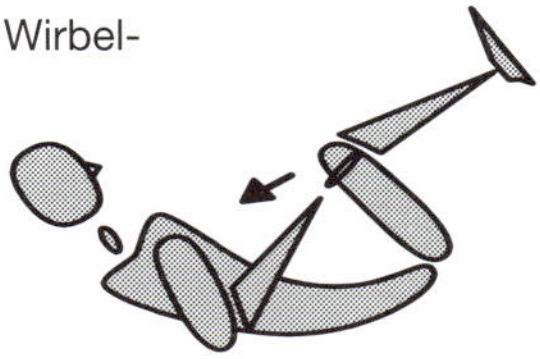

Kräftigung oberer Rücken
- Bauchlage, Hände neben den Schultern aufsetzen, Ellbogen zeigen nach oben
- Kopf in Verlängerung des Rumpfes, Blick zum Boden
- Bauch und Gesäß anspannen
- Ellbogen nach hinten/oben ziehen, so daß die Hände vom Boden abheben, Schulterblätter an die Wirbelsäule ziehen
- Regelmäßig atmen

Das 5 - Minuten Zwischendurch - Programm

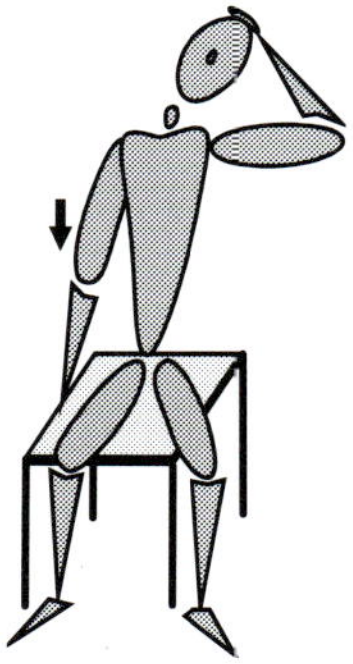

Dehnung der seitlichen Hals- und Nackenmuskulatur

- Im Stand oder aufrechten Sitz auf der Stuhlkante - Kopf zur Seite neigen
- Die linke Hand über den Kopf legen und durch leichten Zug am Kopf die Dehnung etwas verstärken
- Die rechte Schulter und Hand aktiv nach unten Richtung Boden drücken
- Dehnposition 2 x 20 Sekunden halten

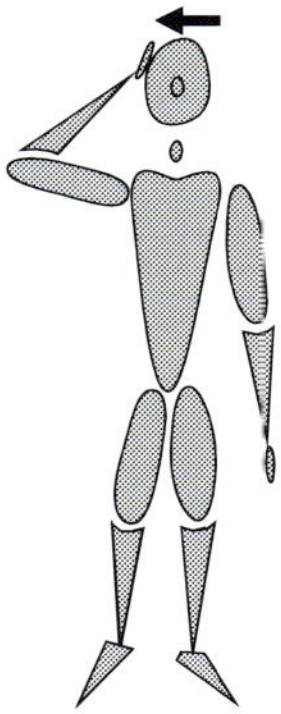

Kräftigung der Hals- und Nackenmuskulatur

- Kinnspitze etwas zur Brust senken
- Handinnenfläche der linken Hand an die linke Kopfseite legen
- Mit dem Kopf gegen den Widerstand der Hand drücken, ohne daß der Kopf zur Seite geneigt wird
- Die Spannung wird langsam aufgebaut und 2 x 8 - 10 Sekunden gehalten

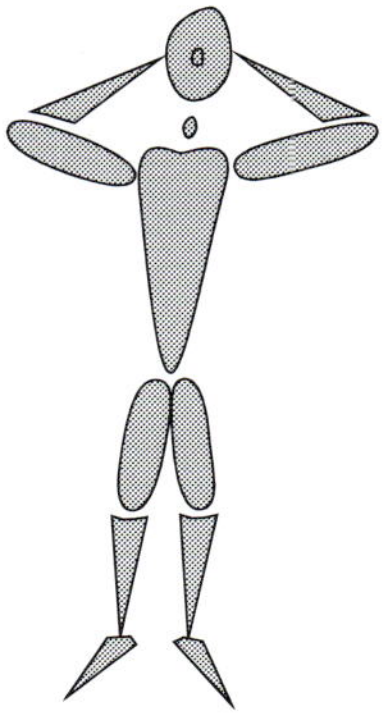

Kräftigung der hinteren Nackenmuskulatur

- Kinnspitze etwas zur Brust senken
- Hände im Nacken verschränken
- Mit dem Hinterkopf gegen die Hände drücken ohne Kopfbewegung
- Spannung langsam aufbauen und steigern, 2 x 8-10 Sekunden

A) B)

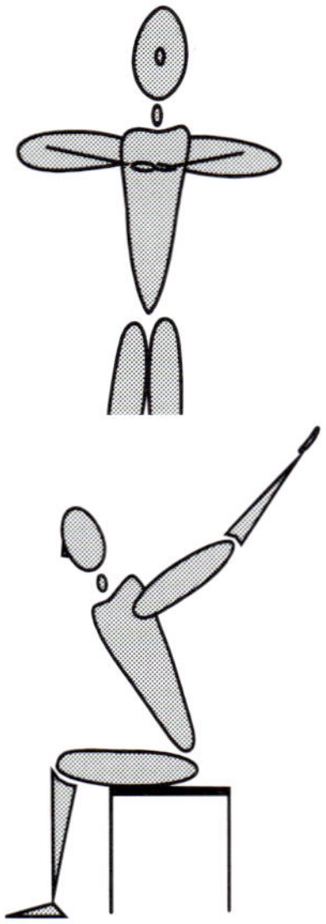

Kräftigung der Schulter- und Rückenmuskulatur

- Stand (A) oder aufrechte Sitzhaltung (A, B) an der Stuhlkante
- Beine hüftbreit geöffnet
- Kinnspitze etwas zur Brust senken

A) Finger vor der Brust ineinanderhaken und ziehen, Schulterblätter fest zusammenziehen, Spannung 2 x 8-10 Sekunden halten

B) Arme in „Hände hoch“ Stellung, Arme und Schultern nach hinten ziehen, dann etwas nach vorne beugen mit geradem Rücken unter leichter Bauchmuskelspannung, 2 x 15-30 Sekunden halten

Tips zur Übungsdurchführung

- Bei akuten Rückenbeschwerden sollten Sie vor Trainingsbeginn einen Arzt aufsuchen.
- Ein Aufwärmen ist sinnvoll, aber bei Zeitmangel nicht unbedingt notwendig.
- Alle Übungen werden ruhig und konzentriert ausgeführt; schnelle, ruckartige oder schwunghafte Bewegungen sollten Sie vermeiden.
- Atmen Sie kontinuierlich und vermeiden Sie Preßatmung.
- Alle einseitigen Übungen werden rechts und links ausgeführt (Seitenwechsel).
- Führen Sie die dynamischen Kraftübungen (Bewegungsübungen) bis zur Ermüdung, nicht jedoch bis zur letztmöglichen Wiederholung (muskuläre Ausbelastung) durch.
- Bei Verkrampfungen der Muskulatur oder beim Auftreten von Schmerzen bzw. Schmerzverstärkung sollten Sie die Übung beenden.
- Die Anspannungsdauer beträgt bei statischen Kraftübungen (Halteübungen) ca. 8-10 Sekunden, bei besser Trainierten auch länger.

- Die Dehnübungen werden als Dauerdehnung durchgeführt: ca. 20 Sek. andehnen und nochmals 20 Sek. nachdehnen (vgl. Kap. Alterssport und Band 1, Kap. Beweglichkeitstraining).
- Da immer eine Dehnübung mit einer Kräftigungsübung abwechselt, sind kaum Pausen nötig.
- Jede Übung bzw. das Gesamtprogramm sollte zweimal wiederholt werden.
- Versuchen Sie ein Gefühl dafür zu entwickeln, welche Übung ihnen guttut.
- Um eine Intensivierung des Programms zu erreichen, kann die Satzzahl erhöht werden. Es ist auch eine Steigerung der Wiederholungszahl pro Serie (dynamische Übungen) oder der Anspannungsdauer (statische Übungen) möglich.
- Trainieren Sie regelmäßig.

Bei der Durchführung der **Kräftigungsübungen für den Rücken** in Bauchlage sollten Sie folgende Ausführungsrichtlinien beachten:

- Übergang in die Bauchlage rückengerecht durchführen, d.h. mit geradem Rücken auf den Boden gehen z.B. über Einbeinkniestand, Kniestand, Bankstellung und Absenken in die Bauchlage; die gleiche Reihenfolge nur rückwärts führt zum Stand.
- Stirn auf den Boden legen oder Kopf in Verlängerung des Körpers (Kopf nicht in den Nacken nehmen!).
- Hyperlordosierung (verstärktes Hohlkreuz) im Lendenwirbelbereich vermeiden - deshalb bei allen Übungen zuerst Bauch- und Gesäßmuskulatur anspannen, gegebenenfalls auch das Becken unterlagern und die Füße leicht in den Boden drücken.
- Bei allen Übungen Arme oder Beine nur minimal vom Boden abheben.
- Nie beide Arme und beide Beine gleichzeitig abheben, starkes Hohlkreuz vermeiden.
- Bei Hohlkreuzneigung in der Regel mehr über die Arme arbeiten als über die Beine.
- Erhöhung der Übungsintensität durch die Vorstellung eines imaginären Widerstandes.
- Gleichmäßig atmen, Preßatmung vermeiden.
- Bei Schmerzen oder Verkrampfungen Übung beenden.
- Dehnübungen einbauen, insbesondere für die untere Rückenmuskulatur.

Bei den Übungen zur **Kräftigung der Bauchmuskulatur** in der Rückenlage gelten als Richtlinien:

- In der Regel nicht mit fixierten Beinen und nicht mit gestreckten Beinen trainieren (sonst Einsatz der Oberschenkelvorderseite bzw. der Hüftbeugemuskulatur).
- Keine schwunghafte Übungsausführung - ruhig, konzentriert und kontrolliert trainieren.
- Die Lendenwirbelsäule bleibt am Boden (sonst Einsatz der Hüftbeugemuskulatur).
- Die Hände nicht im Nacken verschränken (gegebenenfalls zu starker Zug an der Halswirbelsäule) bzw. die Ellbogen nach hinten drücken.
- Die Schultern sollten, wenn möglich, während der Übung nicht auf dem Boden abgelegt werden (continuous tension - ständige Spannung der Bauchmuskulatur).
- Während der Übung sollte regelmäßig weitergeatmet werden - keine Preßatmung. Vor allem Frauen sollten bei der Anspannung der Bauchmuskulatur ausatmen, um den Beckenboden nicht zu überlasten.
- Eine Differenzierung der Grundübungen von leicht bis schwer kann über die Armhaltung erfolgen: Nur die Schultern abheben - mit den Händen eine imaginäre Wand wegschieben - Arme auf der Brust verschränken - die Hände an die Ohren legen - die gestreckten Arme nach hinten oben nehmen (Hände-hoch-Position).
- Treten Hals-/Nackenbeschwerden bei der Übungsdurchführung auf, kann die Umsetzung folgender Hinweise hilfreich sein:
    * Vor dem Bauchmuskeltraining kann zuerst eine Dehnung bzw. Kräftigung der seitlichen und hinteren Hals- und Nackenmuskulatur erfolgen, um den Muskeltonus positiv zu verändern.
    * Die im Nacken verschränkten Hände (Ellbogen nach hinten drükken) können das Kopfgewicht tragen (Kopf schwer auf die Hände fallen lassen). In dieser Position kann auch der Hinterkopf leicht gegen die Hände gedrückt werden.
    * Das Hochgehen des Oberkörpers sollte nicht mit dem Kinn eingeleitet werden. Die Bewegung wird vom Brustbein aus geführt.
    * Zu einer ausreichenden Kraftentwicklung ist es nicht notwendig, daß die Übung bis zur letzten Wiederholung durchgeführt wird. Sobald

Hals-/Nackenbeschwerden auftreten, sollten Sie die Übung abbrechen.
* Treten die Beschwerden gleich zu Übungsbeginn auf, ist es ratsam, eine Bauchmuskelübung in einer anderen Ausgangsstellung zu wählen wie z.B. Bankstellung - linke Hand und rechtes Knie in den Boden drücken oder Rückenlage - Füße aufstellen und den Rücken gegen den Boden pressen (vgl. Band 1, Kap. Krafttraining).

1.5 Rückengerechtes Alltagsverhalten

Der richtige Sitz

Die orthopädisch günstigste Sitzhaltung ist die aufrechte Sitzposition, bei der die Wirbelsäule ihre physiologische Form behält. Das Becken ist dabei leicht nach vorne gekippt. Dies ist gut möglich, wenn man die Oberschenkel leicht öffnet bzw. durch die Verwendung eines Keilkissens leicht absenkt, wobei die schmale Seite des Kissens vorne am Stuhlrand liegt. Das permanente Sitzen mit rundem Rücken fördert die Degeneration der Bandscheiben und die Verkümmerung der Rücken- und Gesäßmuskulatur. Insofern begünstigt eine 'bequeme' Sitzposition den Bandscheibenvorfall. Krummes Sitzen erlaubt ein „Hängen" in den passiven Strukturen (z. B. Bändern) des Bewegungsapparates. Da kaum Muskelarbeit verrichtet werden muß, ist krummes Sitzen wesentlich leichter als aufrechtes Sitzen, wobei vor allem die Rückenmuskulatur in permanenter Spannung ist (vgl. Abb. 8). Die Bandscheiben werden aber beim krummen Sitz erheblich beansprucht, da die Belastung nicht mehr flächig, sondern punktuell erfolgt.

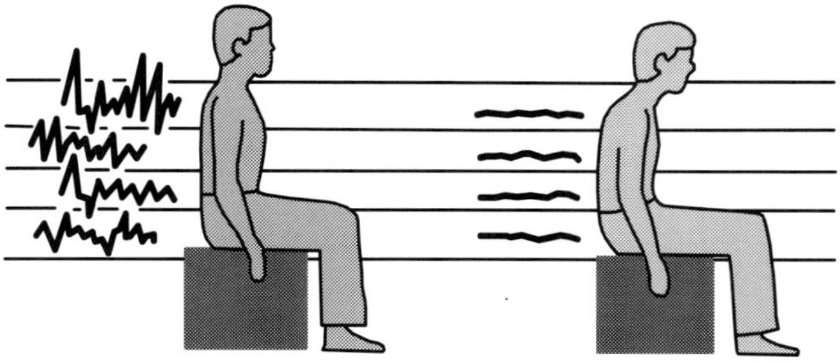

Abb.8: Darstellung der EMG - Aktivität beim aufrechten und krummen Sitz. Je höher die Aktivität, desto größer ist die muskuläre Belastung (BAGUV 1994).

Der physiologisch aufrechte Sitz kann nur eine begrenzte Zeit aufrechterhalten werden. Wichtig ist, nicht längere Zeit in einer Position still zu verharren, sondern dynamisch zu sitzen, also die Sitzposition im Lot häufig zu verändern. Hierbei hilft das Sitzen auf sog. Balance-Stühlen bzw. auf Pezzibällen; Sitzkissen und Lendenkissen wirken bei normalen Stühlen unterstützend. Die Sitzbelastung kann auch z. B. durch Aufstützen des Oberkörpers mit den Unterarmen auf einem Tisch oder auf den Oberschenkeln (=Droschkenkutschersitz) reduziert werden. Zur Veränderung der Sitzhaltung ist es auch günstig, den Stuhl mit der Lehne nach vorn zu drehen und den Oberkörper mit den Armen abzustützen. Besser allerdings ist es, die Sitzphasen häufig durch Gehen, Stehen oder kurze Liegepausen z.B. in der Stufenlagerung (vgl. 1.6 Rückentips) zu unterbrechen.

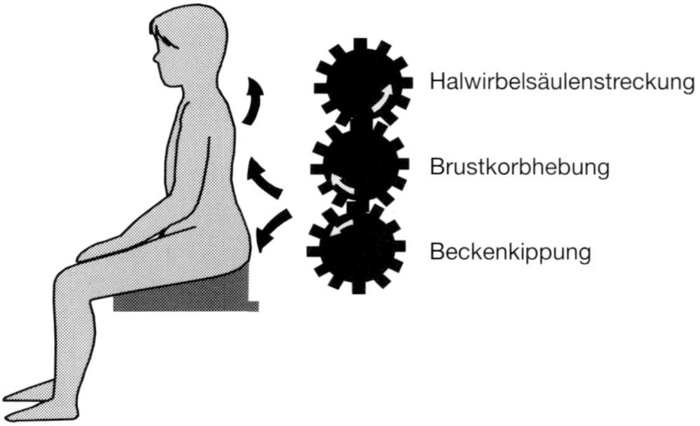

Abb.9: Darstellung der richtigen Sitzhaltung (nach BRÜGGER in BAGUV 1994).

Richtiges Liegen

Wie man sich bettet, so regeneriert der Rücken. Im Liegen erfolgt im wesentlichen die Ernährung der Bandscheiben durch Flüssigkeitsaufnahme aus dem umliegenden Gewebe. Geht man von durchschnittlich acht Stunden Schlaf täglich aus, so verbringt der Mensch ein Drittel seines Lebens im Schlaf oder zumindest liegend. Eine gute Schlafunterlage bildet daher die Voraussetzung für die Entlastung und Regeneration des Rückens und einen erholsamen Schlaf. Die physiologische Form der Wirbelsäule sollte in Rücken- oder Seitlage erhalten bleiben. Die Bauchlage ist für Personen mit Beschwerden im unteren Rükken eher ungünstig, ein dickes Kopfkissen kann Probleme im Halswirbelsäulenbereich verursachen. Informationen zum Thema Liegen und Schlafen können Sie von Herstellern erwerben, die sich auf rückengerechte Möbel spezialisiert haben.

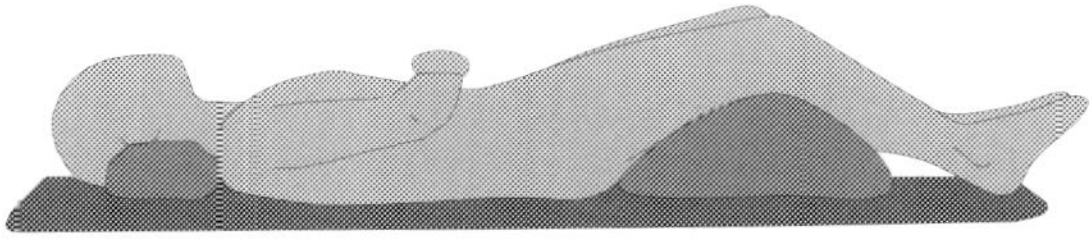

Man liegt am besten auf der Seite oder auf dem Rücken mit angewinkelten Beinen. Ein kleines Kopfkissen sorgt dafür, daß der Kopf gerade liegt. Die gekrümmte Lage entspricht der Embryonalhaltung.

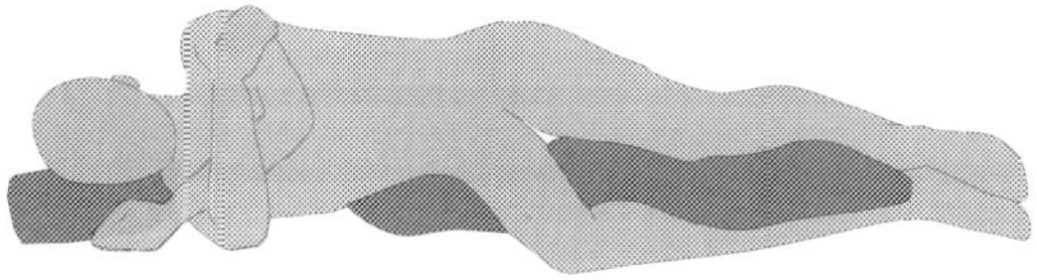

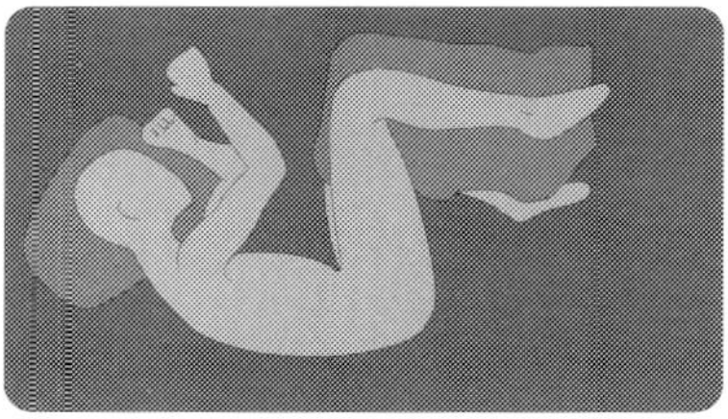

Abb.10: Entlastende Liegepositionen für den Rücken.

Richtiges Aussteigen aus dem Bett

Vor dem Aufstehen kann man sich ein Beispiel an Hund oder Katze nehmen, die sich mit Genuß nach dem Schlafen räkeln und strecken. Durch das Dehnen und Räkeln können Sie die über Nacht veränderte Muskelspannung wieder aktivieren und auf Arbeitstonus bringen. Das Aufstehen erfolgt am besten über die Seitlage mit Abstützen der Arme. Dabei rutscht man zunächst an die Bettkante. Stehen Sie nicht über die Rückenlage auf, weil dies kurzfristig zu einer Fehlbelastung in der Lendenwirbelsäule führen kann.

Aufstehen und Hinsetzen

Rücken Sie mit dem Gesäß an die Stuhlkante. Die Füße sind etwas an den Stuhl herangezogen in Schrittstellung oder paralleler Fußstellung. Jetzt wird das Körpergewicht nach vorn verlagert, die Hände auf die Oberschenkel oder Armlehnen aufgestützt und mit geradem Rücken (Anspannung der Rückenmuskulatur) aus den Beinen heraus aufgestanden. Das Hinsetzen erfolgt ebenfalls mit geradem Rücken.

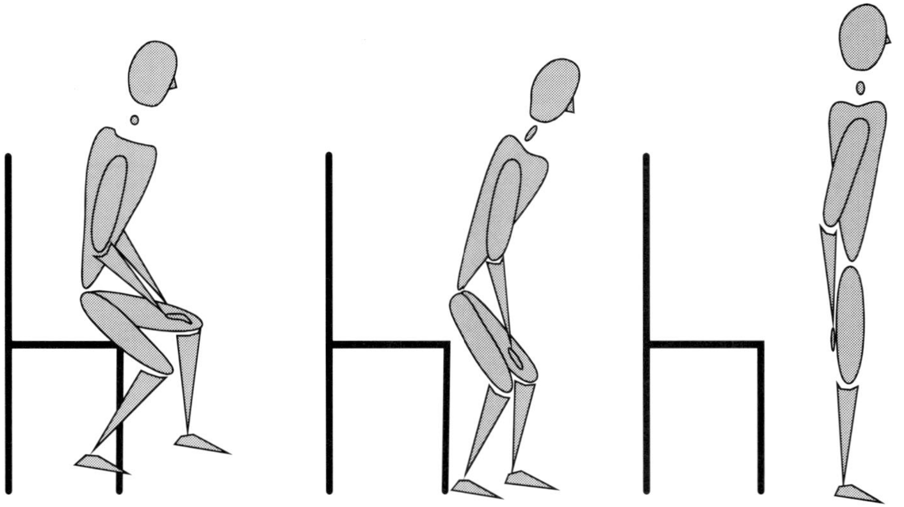

Abb.11: Beispiel für das richtige Aufstehen.

Bücken, Heben und Tragen

Gerade beim falschen Bücken, Heben und Tragen lasten erhebliche Kräfte auf unserer Wirbelsäule, die zu einem Hexenschuß oder Bandscheibenvorfall führen können. Beim richtigen Bücken oder Anheben von leichten Gegenständen geht man in leichter Schrittstellung und mit geradem Rücken in die Hocke. Das Tiefgehen und Aufstehen kann durch Abstützen auf dem Oberschenkel des vorderen Beines erleichtert werden.

Beim Heben von schwereren Gegenständen sollten Sie so nahe wie möglich an das Gewicht herantreten - möglichst Körperkontakt herstellen -, um den Lastarm gering zu halten. Wenn es möglich ist, sollte man über dem Gegenstand in leichter Grätschstellung stehen. Vor dem Anheben des Gegenstandes aus den Beinen heraus mit geradem Rücken muß die Rumpfmuskulatur angespannt werden. Mit dem Anheben des Gewichts erfolgt die Ausatmung. Riskant sind vor allem Verwringungen der Wirbelsäule beim Heben. Ein typisches Beispiel hierfür ist das Einladen eines Getränkekastens aus dem Einkaufswagen in den Kofferraum. Gleiches gilt für das Heben von Gewichtsscheiben, z. B. vom Hantelständer zur Hantel. Wichtig ist hier, daß „en bloc" gedreht wird, d. h. der Rumpf mit dem Gegenstand gedreht wird; also ganz nah an den Getränkekasten herangehen, mit geradem Rücken anheben, „en bloc" zum Kofferraum drehen, ganz nahe an die Stoßstange herantreten und das Gewicht mit geradem Rücken in den Kofferraum absetzen. Auch das Tragen von Gegenständen sollte immer ganz eng am Körper, mit Körperkontakt, erfolgen. Beim Einkaufen empfiehlt sich das Tragen eines Rucksacks, aber auch zwei kleinere leichte Einkaufstaschen links und rechts sind besser als eine schwere Tasche. Gleiches gilt z. B. auch für Koffer.

Auch bei der Gartenarbeit sollte man mit den Gedanken nicht nur bei den Blumen, sondern auch bei seinem eigenen Körper sein, sonst bedeutet die Saison für den Gärtner auch schnell die Saison für den Orthopäden. Auch hier gilt, daß der runde Rücken am ungünstigsten ist. Bei Arbeiten am Boden bieten sich z. B. der Einbeinkniestand bzw. der Vierfüßlerstand oder der Fersensitz an. Zur Schonung der Knie empfehlen sich Kissen oder Knieschoner, ähnlich wie sie Pflasterer tragen.

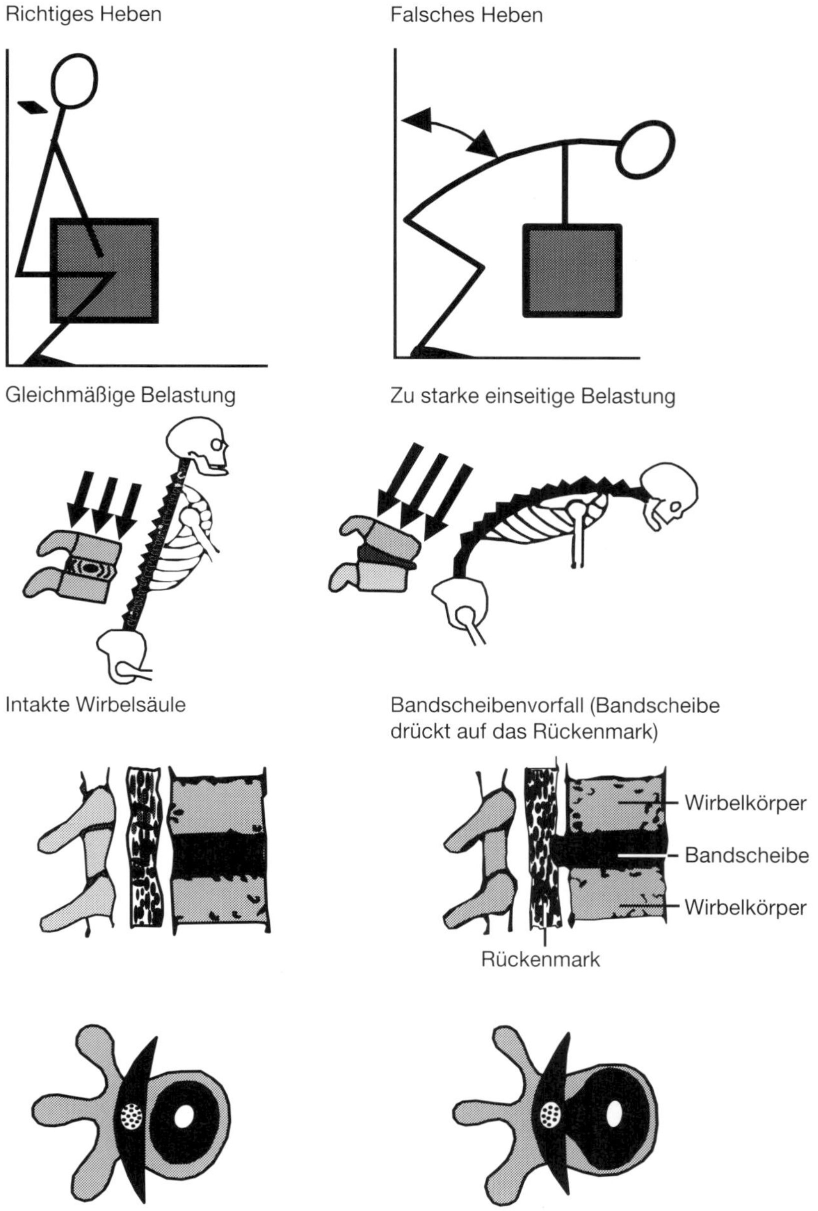

Abb.12 : Beispiel für richtiges und falsches Heben und der hieraus resultierenden Bandscheibenbelastung (modifiziert nach BAGUV 1994).

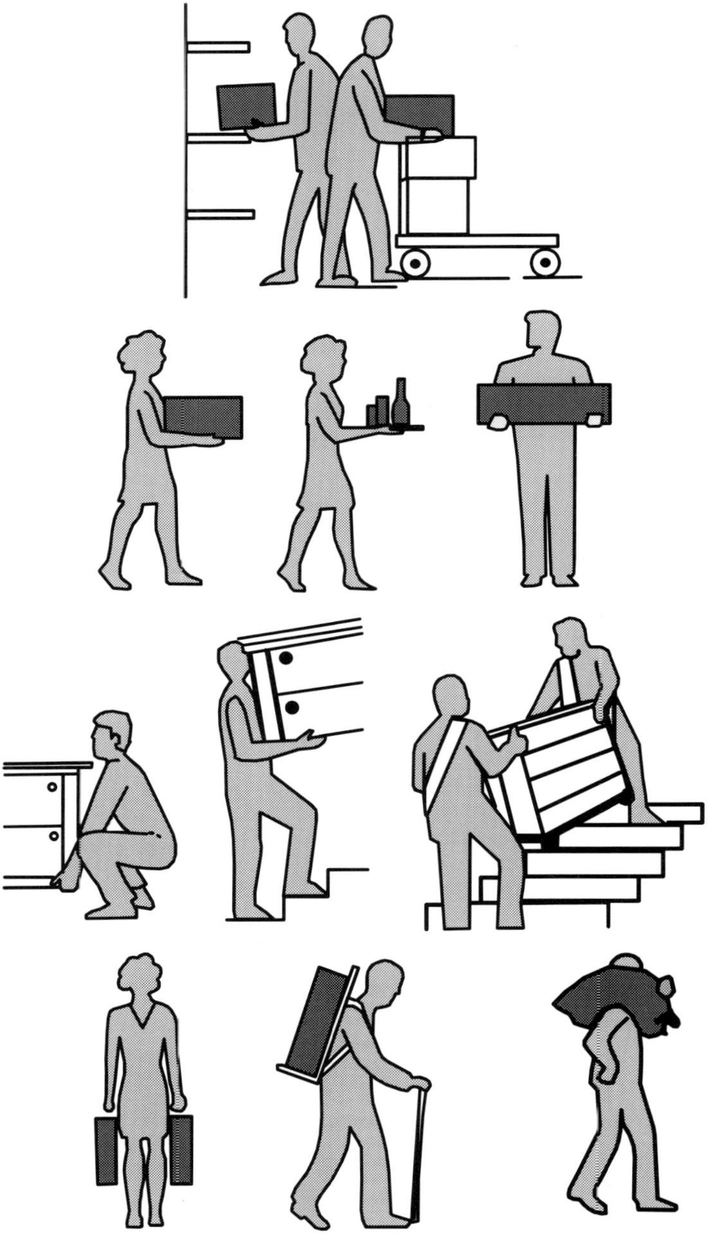

Abb. 13: Beispiele für richtiges Heben und Tragen im Alltag (BAGUV 1994).

1.6 Rückentips

- Besuchen Sie einen Rückenschulkurs unter Leitung eines kompetenten Rückenschulleiters, auch wenn Sie noch keine oder nur gelegentlich Rückenprobleme haben.
- Möglichst wenig Sitzen - häufiger Wechsel mit Stehen und Gehen.
- Nicht still sitzen, sondern dynamisch sitzen - aber nicht zu lange.
- Häufiger mal eine Entspannungshaltung einnehmen (Rückenlage - Beine hochlegen).

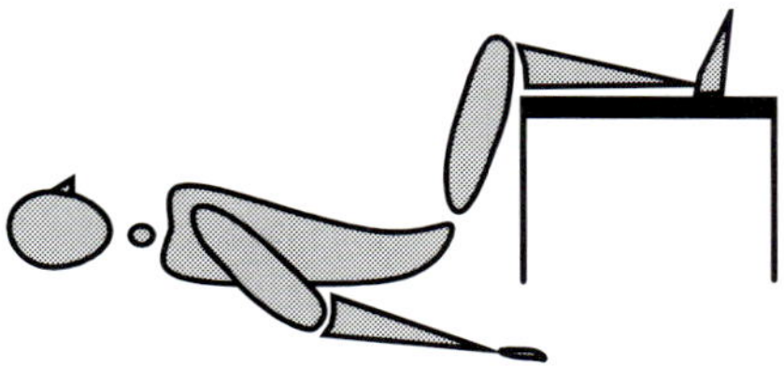

- Gewichte aus den Beinen mit geradem Rücken eng am Körper anheben und tragen - Gewichte möglichst gleichmäßig verteilen.
- Regelmäßige Bewegungspausen (z. B. 5-Minuten-Programm) und körperliche Aktivität wie z. B. rückenspezifisches Kraft- und Dehntraining, Joggen, Radfahren - vorzugsweise auf einem Fahrradergometer, da hierbei die Schulter- und Nackenbelastung geringer ist als beim Fahren im Freien und Entspannungstraining zur physischen und psychischen Entkrampfung.
- Bei Tätigkeiten im Haushalt, im Garten, beim Hobby etc. die Rückenschulrichtlinien beachten.
- Normalgewicht anstreben - starkes Übergewicht belastet die Wirbelsäule.

1.7 Literatur

BAGUV
- Bundesverband der Unfallversicherungsträger der öffentlichen Hand - München (Hrsg.): Modellseminar - Ausgleichsübungen am Arbeitsplatz. Eggenfelden 1994.

GRAFF, K., PRAGER, G.:
Der "Kreuzschmerz" des Leistungssportlers.
In: Leistungssport 16 (1986) 5, 14-22.

KEMPF, H.-D.:
Die Rückenschule. Reinbek bei Hamburg 1993.

KEMPF, H.-D.:
Die Sitzschule. Reinbek bei Hamburg 1994.

KNEBEL, K.-P.:
Funktionsgymnastik. Reinbek bei Hamburg 1985.

KRAUSE, W.:
Anatomie und Funktionsbetrachtung der Wirbelsäule.
In: KRAUSE,W. (Hrsg.):Rückenschul-Almanach. Wien 1994.

REINHARDT, B.:
Die große Rückenschule. Erlangen 1991.

Teil II:

Knietraining

2. Knietraining

„Weiche Knie, Knieschlottern, Gummiknie" bekommen wir, wenn uns die Kräfte schwinden, wenn wir schwach werden. Nach einer langen Bergtour oder beim Anblick unseres Traummannes oder unserer Traumfrau ist dies ein vorübergehender Zustand. Allzu häufig jedoch steht eine dauerhafte Schwäche dahinter, die durch Muskelabbau bedingt ist als Folge von Bewegungsmangel, Beschwerden und Verletzungen wie Meniskusschaden, Verletzungen der Kreuz-, Innen- oder Außenbänder, Knorpelschäden und beginnender Arthrose. In vielen Fällen sind solche Beschwerden auch nach medizinischer Versorgung und physiotherapeutischer Behandlung nur vorübergehend beseitigt. Knieprobleme sind, ebenso wie Rückenbeschwerden, oft hartnäckig und langwierig und begleiten uns häufig lebenslang.
Wir wollen jedoch bis ins hohe Alter beschwerdefrei stehen, gehen, Treppen steigen, wandern und Sport treiben. Unsere Mobilität und Lebensqualität hängen auch von gesunden, leistungsfähigen Kniegelenken und einer kräftigen Beinmuskulatur ab. Ob Sie (noch) keine Knieprobleme haben oder deutliche Beschwerden, ein gezieltes, wohldosiertes Knietraining hat für Sie eine ganze Reihe entscheidender Vorteile - nutzen Sie sie!

2.1 Knietraining - was bringt's?

Effekte regelmäßigen Knietrainings	
Präventive Ziele	• Steigerung der allgemeinen Leistungsfähigkeit im Alltag • Verbesserung der Leistungsfähigkeit im Sport; bei fast allen Sportarten ist die Kraft der Beinmuskulatur ein leistungsbestimmender Faktor • Vermeidung von Verletzungen in Alltag und Sport; Schutz des Kniegelenks durch eine kräftige Muskel- und Bändermanschette • Verbesserung der Körperstatik; die achsengerechte Führung des Kniegelenks hat positive Auswirkungen auf die Statik und die Stabilität von Fußgelenk, Hüftgelenk, Wirbelsäule • Vermeidung von Osteoporose, Verringerung der Bruchgefahr, z. B. von Oberschenkelhalsbrüchen • Vermeidung von Beschwerden in Knie-, Hüft- und Fußgelenk, die durch Bewegungsmangel in allen Altersstufen hervorgerufen werden
Ziele in der Rehabilitation, beim Abbau von Beschwerden	• Beschleunigung und Effektivierung der Rehabilitation nach Verletzungen der unteren Extremität, insbesondere nach Verletzungen der Menisken, Bänder und bei Knorpelschäden und Kniegelenksarthrosen • Minderung und Abbau von Kniegelenkbeschwerden • Rascher Wiederaufbau der Leistungsfähigkeit nach beschwerde- und verletzungsbedingten Ruhepausen

Tab. 3: Effekte regelmäßigen Knietrainings.

2.2 Knie-Infos

Knieverletzungen im Sport im Spiegel der Statistik

Das Kniegelenk ist in Sport, Beruf und Alltag täglich großen Belastungen ausgesetzt. Dank seiner genialen Bauweise hält das gut geschützte Gelenk diese Belastungen lange Zeit aus. Bei häufiger Fehl-, Über- oder Unterbelastung kann es jedoch Schaden nehmen. Die Anzahl der Verletzungen der Beine im Sport hat in den achtziger Jahren zugenommen und macht über 60 % aller Verletzungsfälle aus (vgl. KUROCK/SENNERICH 1988, 141: 62,5 %). Dabei dominieren die Verletzungen des rechten Beines (vgl. LAUTERBACH/KREUZER 1991, 8: 47,0 % rechtes Bein, 26,5 % linkes Bein). Das Kniegelenk ist im alpinen Skilauf sowie im Fußball, Handball und Basketball besonders gefährdet. Im Skilauf ist das Risiko einer schweren Knieverletzung in den Jahren 1983 bis 1988 um ca. 200 % gestiegen und steht mit 38 % unangefochten an der ersten Stelle der Skiunfallstatistik (vgl. GLÄSER 1990, 48). Die Ursache dafür dürften die erhöhten Skischuhschäfte sein, die zwar eine hohe Stabilität für Unterschenkel und Sprunggelenk bieten, wobei die enormen Kräfte nun aber am Kniegelenk angreifen (vgl. SCHMICKLER 1993, 6). Im Fußball, Handball und Basketball stehen die Knieverletzungen nach den Sprunggelenksverletzungen jeweils an der zweiten Stelle der Unfallstatistiken.

Anatomie und Biomechanik des Kniegelenks

Das Knie ist unser größtes und kompliziertestes Gelenk, das zahlreiche anatomische und biomechanische Besonderheiten aufweist, die bei der Übungsauswahl und Übungsgestaltung eines funktionellen Knietrainings beachtet werden müssen. Die wesentlichen strukturellen Besonderheiten können hier lediglich genannt werden. Interessierte finden eine ausführliche Darstellung bei MÜLLER, W.: Das Knie. Stuttgart/New York 1982.

- Passive und aktive Stabilisatoren

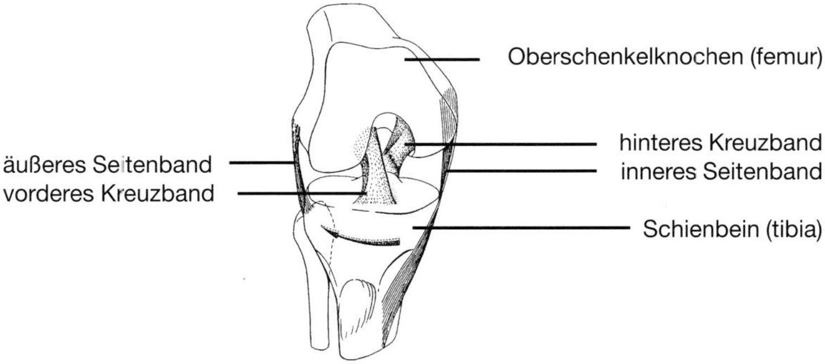

Abb. 14: Vereinfachter Aufbau des Kniegelenks von vorne (in Außenrotations-Stellung nach MÜLLER 1982, 71).

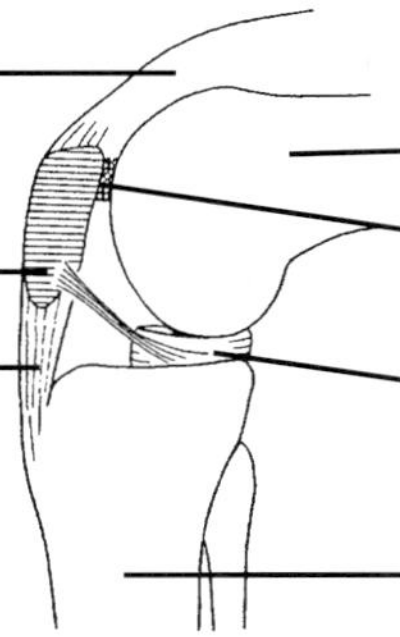

Abb. 15: Vereinfachter Aufbau des Kniegelenks von der Seite (nach MÜLLER 1982, 87).

Die passiven Stabilisatoren des Kniegelenks wie Knochen, Menisken, Gelenkknorpel und Bänder und die aktiven Stabilisatoren, die beteiligten Muskeln, sichern alle Funktionen doppelt ab und arbeiten zusammen. Jede der passiven Gelenkstrukturen ist somit zusätzlich muskulär aktiv stabilisiert. Dies bedeutet für das Knietraining, daß wir die Stabilität des Kniegelenks durch ein gezieltes Training der Muskulatur erheblich unterstützen und verbessern können.

Folgende Muskeln sind für ein Knietraining von besonderer Bedeutung:

Muskel (Es werden nur die wichtigsten Muskeln genannt)	**Funktion** (Es werden nur die wichtigsten Funktionen genannt)
Kniegelenksstrecker an der Vorderseite des Oberschenkels (M. quadriceps femoris, bestehend aus: M. rectus femoris M. vastus medialis M. vastus lateralis M. vastus intermedius)	Streckung des Kniegelenks Stabilisierung des Kniegelenks Beugung des Hüftgelenks (nur m. rectus femoris)
Kniegelenksbeuger an der Rückseite des Oberschenkels (Mm. ischiocrurales, bestehend aus: M. biceps femoris M. semitendinosus M. semimembranosus)	Beugung des Kniegelenks Streckung des Hüftgelenks Stabilisierung des Kniegelenks Auswärtsdrehung des Unterschenkels Einwärtsdrehung des Unterschenkels
Wadenmuskulatur (M. gastrocnemius, m. soleus)	Beugung im Kniegelenk Heben in den Ballenstand (Plantarflexion)
Großer Gesäßmuskel (M. glutaeus maximus)	Streckung des Hüftgelenks Kraftübertragung vom Ober- auf den Unterkörper
Adduktoren (an der Innenseite des Oberschenkels)	Heranziehen des Oberschenkels (Adduktion)
Abduktoren (Gesäßmuskulatur und Außenseite des Oberschenkels)	Abspreizen des Oberschenkels (Abduktion)

Tab. 4: Die wichtigsten Muskeln des Knietrainings.

• Das Gelenk zwischen Kniescheibe und Oberschenkelknochen (Femoropatellargelenk)

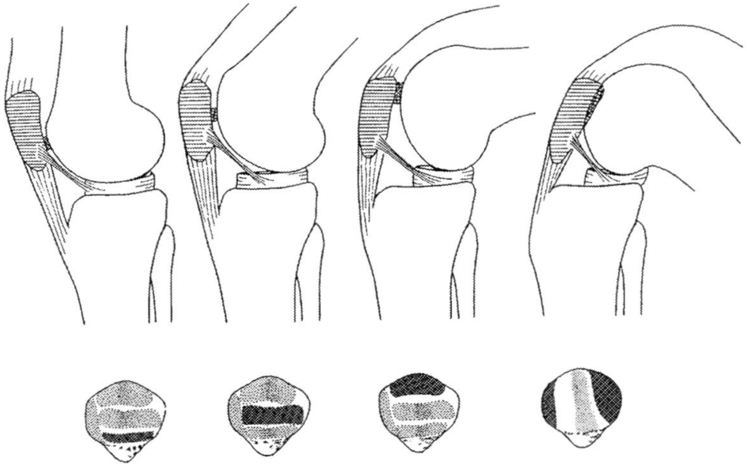

Abb. 16: Schematische Darstellung der Auflagefläche der Patella (Kniescheibe) (Müller 1982,87).

Das hoch belastete Gelenk zwischen der Kniescheibe und dem Oberschenkelknochen schützt das Kniegelenk, vermindert Druck- und Reibungskräfte und verbessert die Hebelverhältnisse. Während der Kniebewegungen verschiebt sich die maximal 4 cm^2 große Kontaktfläche des Kniescheibenknorpels; durch den Druckwechsel auf verschiedene Auflageflächen wird die Knorpelernährung sichergestellt und das Gewebe nicht überbelastet. Bereits geringfügige Störungen (z. B. Überbelastung, Unterbelastung, asymmetrische Zugkräfte) können dieses System aus dem Gleichgewicht bringen und zu den häufig anzutreffenden Beschwerden am Femoropatellargelenk führen.

• Menisken
  Die beiden C-förmigen, im Querschnitt keilförmigen Menisken sind sehr beweglich und verformbar. Sie passen sich den Gelenkbewegungen an, wirken als elastische Stoßdämpfer und bewirken eine bessere Druckverteilung bei Belastung.

- Kreuzbänder und Seitenbänder
  Das vordere und hintere Kreuzband sind an allen Bewegungen des Kniegelenks teilweise beteiligt. Sie verhindern vor allem bei gebeugtem Knie eine Verschiebung der Gelenkflächen (vordere oder hintere „Schublade") und sind wichtig zur Führung von Drehbewegungen sowie von Beugung und Streckung im Kniegelenk. Die beiden Seitenbänder sichern das Gelenk hauptsächlich in der Streckstellung; sie sind bei Beugung entspannt. Die Beachtung der Bandstrukturen ist vor allem bei der Übungsauswahl nach Verletzungen von Bedeutung:

  * Bei Kniestreckung ist der gesamte Bandapparat gespannt. Deshalb sollte nach Bandverletzungen zunächst auf eine völlige Streckung des Kniegelenks verzichtet werden.
  * Bei Einwärtsdrehung des Unterschenkels in gebeugter Stellung sind die Seitenbänder entspannt, die Kreuzbänder verdrehen sich gegeneinander und ziehen die Gelenkflächen zueinander. Nach Kreuzbandverletzungen bieten sich deshalb Übungen in Außenrotationsstellung an. In dieser Position sind die Kreuzbänder entspannt und die Seitenbänder angespannt.

Die biomechanisch wichtigen Funktionen des Roll-Gleit-Mechanismus und der Schlußrotation bei Streckung des Kniegelenks haben auf die Übungsgestaltung des Knietrainings keinen direkten Einfluß. Deshalb wird hier auf ihre Darstellung verzichtet.

Häufige Knieschäden

Im Hinblick auf ein erfolgreiches Knietraining ist es sinnvoll, zu unterscheiden zwischen degenerativen Abnutzungserscheinungen (vor allem Arthrosen) einerseits und durch Verletzung hervorgerufene Beschwerden andererseits (z.B. Band-, Kapsel- und Meniskusverletzungen).

- Arthrosen
  Arthrosen sind degenerative Veränderungen der knorpelüberzogenen Gelenkflächen. Der „Retropatellarschaden" oder die „Chondropathia patellae" bezeichnen das am häufigsten am Kniegelenk auftretende Schadensbild des Knorpelschadens an der Rückseite der Kniescheibe. Diese Erkrankung liegt bei der Mehrzahl der über 30jährigen vor (vgl. BIEDERMANN u.a. 1992 geben mehr als 60 % an). Sie kann durch muskuläre Dysbalancen,

Fehlbelastungen, einseitiges Training, Verletzungen und schlechte Knorpelernährung wegen mangelhafter Durchwalkung des Knorpels (Bewegungsmangel) hervorgerufen werden.

Die Gonarthrose bezeichnet Knorpelschäden zwischen Oberschenkel- und Unterschenkelknochen und kann durch Meniskusschäden, X- oder O-Beinstellung, rheumatische Erkrankungen, Verletzungen oder muskuläre Dysbalancen ausgelöst werden.

Das Knietraining soll ein weiteres Verschlechtern des Gelenkzustandes verhindern, die Beschwerden bessern, muskuläre Dysbalancen ausgleichen und die Durchwalkung des Knorpels sicherstellen.

- Bei dem Patellasehnenspitzensyndrom handelt es sich um einen entzündlichen Reizzustand der Patellasehne unterhalb der Kniescheibe (vgl. SCHEIBE 1991, 66). Die Ursachen liegen häufig in zu intensivem Schnellkrafttraining oder muskulären Dysbalancen, insbesondere bei jungen Sportlern. Häufig hilft ein Knietraining mit reduzierter Intensität unterhalb der Schmerzgrenze mit spezieller Übungsauswahl (vgl. S. 50).

- 70% der Bänderverletzungen am Kniegelenk ereignen sich beim Sport (vgl. DEGENHART u. a. 1992, 61). Die damit einhergehende Instabilität des Knies und die hohe Wahrscheinlichkeit einer erneuten Verletzung machen die Notwendigkeit deutlich, die Muskulatur als aktive Stabilisatoren des Kniegelenks optimal aufzutrainieren.

- Meniskusschäden können sowohl durch Verschleiß als auch durch Verletzungen entstehen. Dabei ereignen sich am Innenmeniskus, der mit dem inneren Seitenband fester verwachsen ist, zehnmal häufiger Risse als im freier beweglichen Außenmeniskus. Die Ursachen können Arbeiten in der Hockstellung, Drehbelastungen bei gebeugtem Knie (Fußball, Skilauf) oder hohe Stauchungskräfte, z. B. durch Sprungbelastungen, sein.

2.3 Knietraining - aber richtig

Elemente der „Knieschule“

Das Kniegelenk erfordert aufgrund seiner komplexen Struktur auch eine umfassende Trainingskonzeption, in deren Mittelpunkt die Kräftigung der Muskulatur steht. Die zentrale Komponente Muskelkräftigung muß durch ergänzende Übungen zur Koordination für Sport und Alltag nutzbar gemacht werden. Krafttraining, Verletzungen, Beschwerden und muskuläre Dysbalancen ziehen auch oft Verkürzungen der Muskeln nach sich. Deshalb ist Muskeldehnung ein weiteres wichtiges Element des Knietrainings (vgl. Band 1, Kapitel Beweglichkeitstraining). Wie in der Rückenschule, so soll auch in der „Knieschule“ das Alltagsverhalten so gestaltet werden, daß unfunktionelle Belastungen vermieden und die Hinweise für „kniegerechtes“ Verhalten befolgt werden. Dabei soll Ihnen das Knietraining auch Spaß machen, und Ihre Erfolge werden Sie motivieren, dranzubleiben.

Das Knie in Alltag und Sport - Do’s and Dont’s

- Sorgen Sie für regelmäßige Bewegung. Die notwendige Ernährung und das Durchwalken von Gelenkknorpel und Menisken erfolgt nur bei regelmäßiger Bewegung mit Be- und Entlastung der Kniegelenke.

- Vermeiden Sie das langandauernde Tragen schwerer Lasten, streben Sie Idealgewicht an. Hohe Druckkräfte belasten unsere Wirbelsäule und unsere Knie. Häufiges und langes Tragen großer Lasten spüren die Kniegelenke ebenso wie die Dauerlast deutlichen Übergewichts.

- Vermeiden Sie langandauernde tiefe Hockpositionen. Schonen Sie Ihr Knie und „hängen“ Sie sich in der tiefen Hocke nicht mit entspannter Muskulatur in den Bandapparat des Kniegelenks.

- Knien Sie sich nicht auf harten Untergrund. Legen Sie ein Kissen unter oder tragen Sie Knieschoner. Bei Bergleuten und Fliesenlegern können Knieschäden berufsbedingt auftreten.

- Meiden Sie Drehbewegungen unter Druck mit gebeugten Beinen. Drehbewegungen im Fußball, Skilauf und Gehen in der tiefen Hocke („Entengang") sind besonders kniebelastend und kniegefährdend.

- Beachten Sie die folgende Rangliste der kniebelastenden Übungen; vermeiden Sie die Übungen mit hohen Belastungen ohne langfristiges aufbauendes Vorbereitungstraining.
  * Niedersprungtraining mit Zusatzgewicht und kurzen Bodenkontaktzeiten; bei sogenannten reaktiven Sprungformen ergeben sich extreme Belastungsspitzen für Wirbelsäule, Gelenke und Muskulatur.
  * Explosiv ausgeführte Sprungübungen, insbesondere aus der tiefen Hokke, in die tiefe Hocke, mit Zusatzgewicht.
  * Schnellkräftig ausgeführte Übungen mit hohen Lasten: Beinpresse, Kniebeuge.
  * Exzentrische, bremsende Belastungen mit hohen Stauchungskräften. Zum Beispiel Landungen nach Sprüngen; je höher die Fallhöhe und je größer die Anzahl der Sprünge, desto stärker ist die Belastung; hohe exzentrische Belastungen an Kraftmaschinen; High Impact Aerobic (Aerobic mit zahlreichen Sprung- und Hüpfelementen); Bergab-, Treppabgehen; benutzen Sie beim Bergabgehen Skistöcke zur Entlastung der Kniegelenke; Joggen - bei jedem Laufschritt muß der „fliegende" Körper abgefangen werden.

- Nutzen Sie die knieschonenden, kraftausdauerorientierten Übungen (vgl. Knieprogramme). Radfahren mit nicht zu tiefer Satteleinstellung und geringem Widerstand (kleiner Gang, in ebenem Gelände oder Fahrradergometer) ist besonders günstig.

- Vermeiden Sie muskuläre Dysbalancen, die durch Bewegungsmangel und einseitige berufliche oder sportliche Belastungen entstehen können. Absolvieren Sie regelmäßig ein ausgleichendes, gesundheitsorientiertes Kraft- und Dehntraining für alle das Kniegelenk beeinflussenden Muskeln. Dehnen Sie vor allem die häufig verkürzte Beinbeugemuskulatur an der Rückseite des Oberschenkels.

- Beachten Sie die achsengerechte Stellung von Fuß-, Knie- und Hüftgelenken in Alltag und Sport. Achsengerecht heißt: Das Knie bleibt beim Beugen genau über dem Fuß und wird nicht nach innen oder außen gedreht. Vermeiden Sie X- oder O-Beinstellung der Kniegelenke sowie das nach Innen- (Überpronation) oder nach Außen-Kippen (Supination) des Fußgelenks, indem Sie z. B. Schuheinlagen verwenden.

- Vermeiden Sie Übungen, bei denen Scherkräfte auf das Kniegelenk einwirken. Der Zwischenfersensitz und der Hürdensitz können die inneren passiven Kniestabilisatoren wie Innenband und Innenmeniskus unfunktionell belasten.

- Vermeiden Sie Dauerdruck oder Dauerzug auf die Bänder des Kniegelenks, z. B. langes Sitzen mit übereinandergeschlagenen Beinen oder mit hochgelegten gestreckten Beinen.

Tips für das Training bei vorgeschädigtem Knie

- Übungen im „geschlossenen System" sind in den meisten Fällen Übungen im „offenen System" vorzuziehen.
  Geschlossenes System bedeutet, daß z. B. bei einer Kniebeuge das Endglied der Bewegungskette - der Fuß - fixiert ist, also die Bewegungskette geschlossen ist. Dies stellt eine optimale Gelenkmechanik sicher, verringert die Druckkräfte, vermeidet Scherkräfte und entlastet die Bänder durch Einsatz weiterer Muskeln.
  Offenes System bedeutet, daß z. B. bei einer Beinstreckübung im Sitzen (Widerstand am Unterschenkel)das Endglied der Bewegungskette - der Fuß - frei, also die Bewegungskette offen ist. Dies beeinflußt die Gelenkmechanik negativ: Die Druckkräfte nehmen bei zunehmender Beinstreckung zu, die Scherkräfte belasten das vordere Kreuzband (Bewegung einer „vorderen Schublade"), weitere Muskeln können nicht gelenkstabilisierend unterstützen.

- Beachten Sie das Schmerzsignal.
  „Gelobt sei, was hart macht" und „no pain, no gain" gelten im gesundheitsorientierten Training nicht - im Gegenteil. Beobachten Sie sich genau, welche Übungen sind schmerzhaft beim Üben, unmittelbar nach dem Training und länger nachwirkend? Ändern Sie die Übung, verringern Sie die Bela-

stung, bis Schmerzfreiheit eintritt, oder lassen Sie diese Übung ganz weg.

- Kein Training bei akuten Verletzungen.
  Verzichten Sie auf das Training bei Schmerzen, fehlender Diagnose, frischen Verletzungen und akuten entzündlichen Prozessen. Beginnen Sie erst wieder mit dem Training nach vollständigem Ausheilen der Verletzung und gegebenenfalls abgeschlossener Reha-Behandlung.

- Haben Sie Geduld.
  Das Auftrainieren der Muskulatur um das Kniegelenk ohne Überbelastung der passiven Gelenkstrukturen ist ein langwieriger Balanceakt, bei dem Sie sich auf ein mehrmonatiges bzw. mehrjähriges, am besten lebenslanges wohldosiertes Training einstellen müssen. Die große Anpassungsfähigkeit des Körpers wird es Ihnen ermöglichen, bei regelmäßigem und dauerhaftem Üben auch große Beeinträchtigungen „in den Griff" zu bekommen. Dies gilt vor allem für die langwierigen Arthrosebeschwerden.

- Trainieren Sie die gesamte, das Kniegelenk beeinflussende Muskulatur. Vernachlässigen Sie, neben der Oberschenkelvorder- und -rückseite auch die Oberschenkelinnen- und -außenseite sowie die Gesäß- und Wadenmuskulatur nicht.

- Nach Verletzungen des vorderen Kreuzbandes gilt:
  * Meiden Sie Beinstreckübungen im „offenen System"; ziehen Sie Fahrradfahren, Beinpresse mit leichten Gewichten und Varianten der Kniebeuge (vgl. S. 50) vor.
  * Vermeiden Sie Übungen mit Einwärtsdrehung des Unterschenkels; die Kreuzbänder werden dabei gegeneinander verdreht und gespannt.
  * Verzichten Sie zunächst auf die völlige Streckung und maximale Beugung des Kniegelenks. Später sind tiefe Einbeinkniebeugen mit Entlastung in der tiefen Phase der Bewegung durchaus angebracht.
  * Kräftigen Sie insbesondere die Muskeln der Oberschenkelrückseite durch Beinbeugeübungen.

- Nach Verletzungen des hinteren Kreuzbandes gilt:
  * Verzichten Sie zunächst auf Beinbeugeübungen sowie tiefe Kniebeugen.

Übungsprogramme

Kniebeuge - die zentrale Übung des Knietrainings	
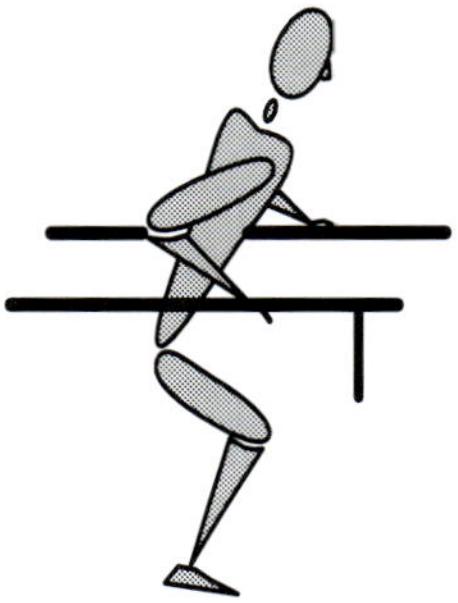	**Erleichterte Kniebeuge** • Entlastung durch Stütz mit beiden Händen = Verringerung des Körpergewichts • Dosiertes Kniebeugen mit Entlastung • Größe der Gewichtsreduzierung und der Tiefe der Kniebeuge je nach Belastbarkeit und Beschwerdebild
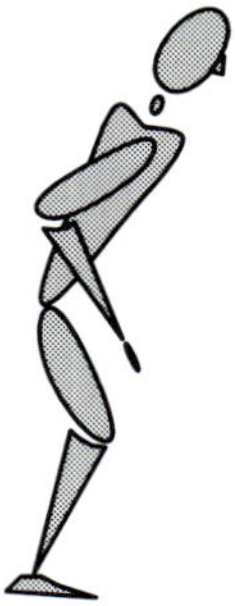	**Teilkniebeuge** • "Hohe“ Kniebeuge; Kniewinkel ca. 120°
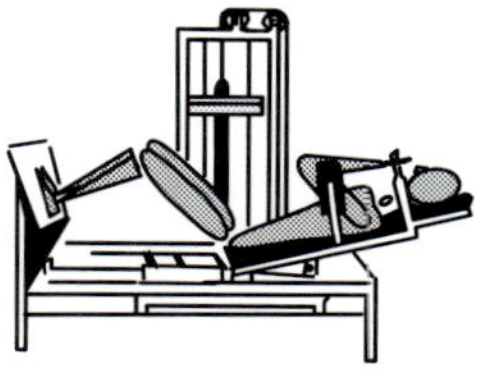	**Kniebeuge an Maschinen** • Beidbeinige Kniebeuge an der Beinpresse (Leg-press-Maschinen) • Das Zusatzgewicht kann von sehr leicht (vgl. Übung 1, erleichterte Kniebeuge) bis sehr schwer gewählt werden.

Kniebeuge - die zentrale Übung des Knietrainings

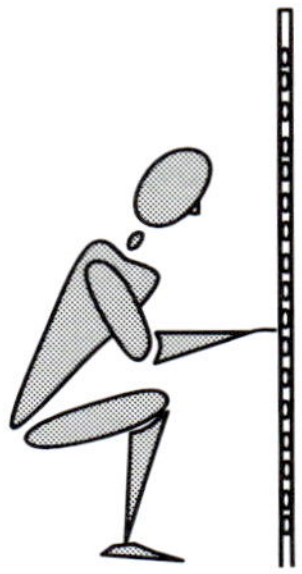

Beidbeinige tiefe Kniebeuge

- Halt beider Hände sichert das Gleichgewicht
- Fußspitzen können ca. 45° nach außen zeigen
- Tiefes, kontrolliertes, kontinuierliches Beugen und Strecken der Beine
- Im tiefsten Punkt nicht passiv „absitzen“, sondern Muskelspannung aufrechterhalten

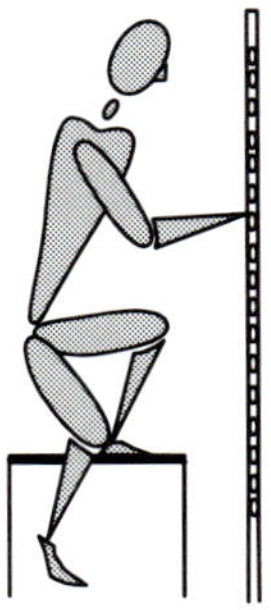

Einbeinkniebeuge

- Einbeiniger Stand auf einer Bank (Hocker, Kasten)
- Halt beider Hände sichert das Gleichgewicht und die achsengerechte Ausführung
- Tiefes Beugen des Standbeins und leichtes Aufsetzen des Spielbeins, so früh und so lange wie möglich
- Kontinuierliche, langsame Einbeinkniebeuge
- Für Fortgeschrittene mit leichtem Zusatzgewicht (Sandsack) möglich

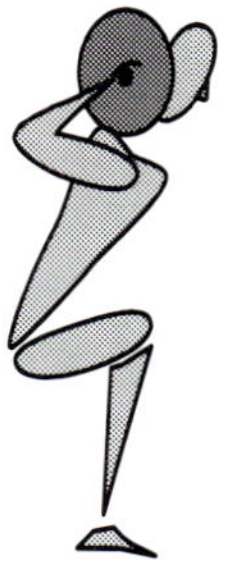

Kniebeuge mit Zusatzgewicht (Hantel)

- Technik der freien Kniebeuge lernen (Trainer)
- Anfangs sehr leichte Gewichte benutzen
- Immer hochkonzentriert arbeiten
- Bei Rückenbeschwerden Übung weglassen
- Vorsicht beim Aufnehmen und Ablegen des Gewichts (Partner,Ständer)
- Ggf. Fersen leicht erhöhen (dünne Hantelscheibe unterlegen)

Grundsätze des Kniebeugetrainings

1. Die Kniebeuge ist die wichtigste Übung zur Kräftigung der Bein- und Gesäßmuskulatur.

2. Die Kniebeugevariationen 1-6 weisen eine Zunahme der Belastung auf. Je nach Leistungs- und Beschwerdestand kann die Intensität der Belastung fein dosiert werden.

3. Zum Aufwärmen sollen immer 15-20 Wiederholungen der beidbeinigen Kniebeuge - mit oder ohne Entlastung, je nach Beschwerdebild und Leistungsfähigkeit - durchgeführt werden.

4. Die Belastung kann vor allem durch folgende Maßnahmen verringert werden:

- Entlastung durch Verringerung des Körpergewichts (vgl. Übung 1) oder Wahl kleiner Zusatzgewichte (vgl. Übung 3).
- Verringerung der Tiefe der Kniebeuge (vgl. Übung 2).
- Das Öffnen der Beine und leichtes Auswärtsdrehen der Fußspitzen erleichtert das stärkere Beugen der Knie- und Hüftgelenke und verringert möglicherweise die Belastung.

5. Die Teilkniebeuge trainiert vorwiegend die inneren und äußeren Muskelanteile des Kniestreckers (M. vastus medialis und M. vastus lateralis). Die tiefe Kniebeuge belastet in stärkerem Maß den geraden Schenkelmuskel (M. rectus femoris).

6. Die Einbeinkniebeuge ist die variabelste und wichtigste Übung. Sie ermöglicht zum einen durch Variation der Standhöhe und Unterstützung durch das Spielbein und die Arme eine große Entlastung, zum anderen eine intensive und effektive Kräftigung der Muskulatur ohne zusätzliche Belastung des Rükkens.

Beispiel: Körpergewicht des Übenden 80 kg; bei einer beidbeinigen Kniebeuge wird jedes Bein mit 40 kg belastet, bei der Einbeinkniebeuge das Standbein mit 80 kg - bis auf den tiefsten Kniewinkel, in dem das Aufsetzen des Spielbeins für Entlastung sorgt. Diese Belastung entspricht der einer beidbeinigen Kniebeuge mit 80 kg Zusatzlast (80 kg Körpergewicht plus 80 kg Zusatzlast, verteilt auf zwei Beine = 80 kg Belastung pro Bein).

Folgende zusätzliche Ausführungskriterien sind zu beachten:

- Fußstellung gerade auf der erhöhten Standfläche
- Körperschwerpunkt bleibt während der gesamten Übungsausführung in der Mitte des Fußes; die Ferse wird nicht angehoben
- Fuß-, Knie- und Hüftgelenk auf einer Achse
- Spielbein neben der Bank aufsetzen; Entlastung je nach Leistungsfähigkeit
- Durch leichtes Zusatzgewicht (Sandsack) kann eine weitere, gut dosierbare Intensitätssteigerung erreicht werden.

7. Im gesundheitsorientierten Fitnesstraining ist die beidbeinige Kniebeuge mit Zusatzlast nicht notwendig. Die Technik dieser komplexen Übung muß zunächst unter fachkundiger Anleitung gelernt werden. Bei höheren Lasten steigt die Verletzungsgefahr insbesondere des unteren Rückens.

Ergänzende Kräftigungsübungen

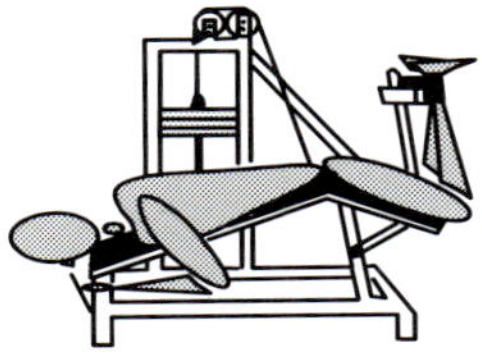	**Beinbeugen** • Kräftigung der Oberschenkelrückseite • Beinbeugen an Maschinen
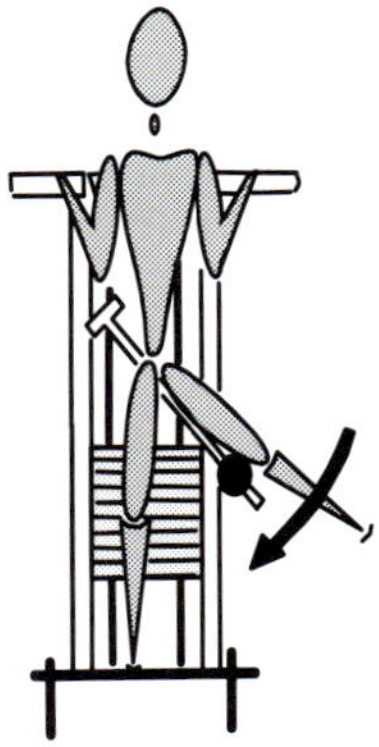	**Beine schließen** • Kräftigung der Adduktoren • Beine schließen und öffnen an Hüft-Adduktionsmaschinen zum Training der Oberschenkelinnenseite

Ergänzende Kräftigungsübungen

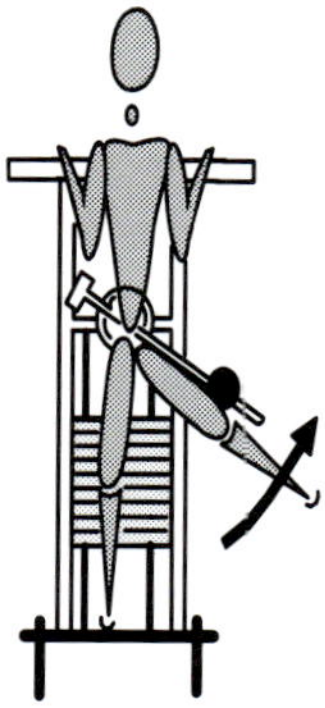

Beine spreizen

- Kräftigung der Abduktoren
- Beine spreizen an Hüft-Abduktionsmaschinen zum Training der Muskeln des Gesäßes und der Oberschenkelaußenseite

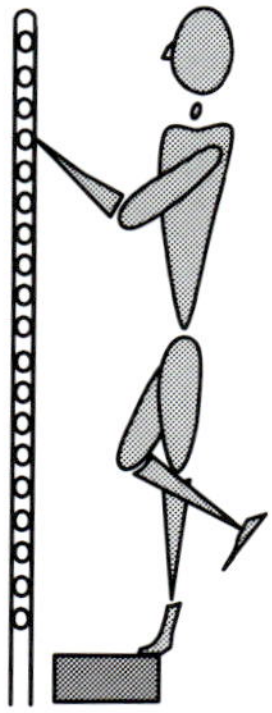

Wadenheben

- Kräftigung der Wadenmuskulatur
- Auf einer Stufe (Podest) den Körper in den Ballenstand heben
- Kontrolliertes Heben und Senken; höchsten Punkt zwei Sekunden halten
- Intensivierung durch einbeinige Ausführung oder durch Verwendung leichter Zusatzgewichte (z. B. Sandsack)

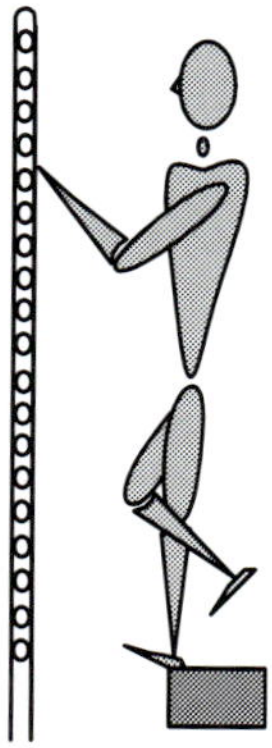

Vorderfußheben

- Kräftigung der Muskulatur der Unterschenkelvorderseite
- Auf einer Stufe (Podest) den Vorderfuß heben
- Kontrolliertes Heben und Senken, höchsten Punkt zwei Sekunden halten
- Intensivierung durch einbeinige Ausführung oder durch Verwendung leichter Zusatzgewichte (z. B. Sandsack)

Fußarbeit und Koordination

Die Stabilität der Beinachsen wird entscheidend von der Funktionstüchtigkeit des Fußes bestimmt. Störungen der Fußstatik beeinflussen auch das Kniegelenk negativ. Die Übungen zur Verbesserung der Fußstabilität stellen eine wichtige Ergänzung der Kräftigungsprogramme dar.

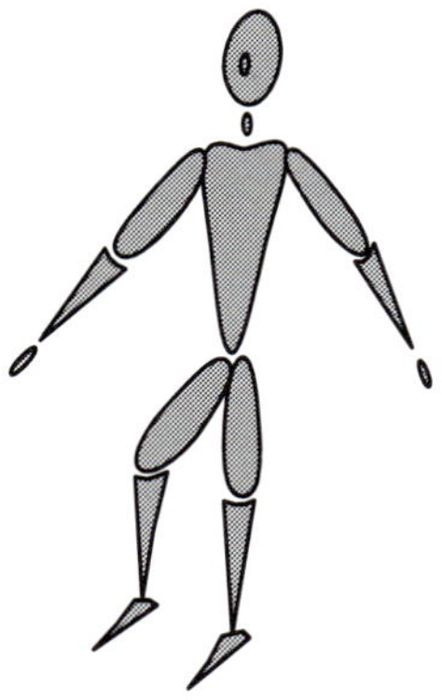

Einbeinstand mit Variationen

- Spielbein vor-, rückspreizen, vor-, rückschwingen, Zahlen schreiben
- Ball prellen
- Augen schließen
- Hände in die Hüfte stemmen
- Auf Weichbodenmatte, im Sand
  - Achsengerechte Beinhaltung
  - Feste Hüfte, festes Knie
  - Stabilisieren, nicht balancieren

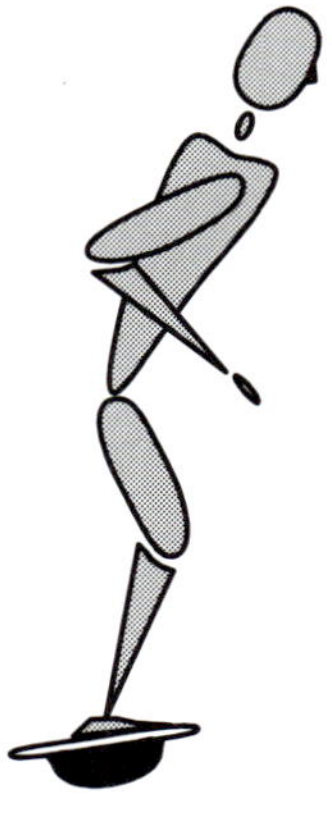

Stand auf instabiler Unterlage

- Kippbrett mit einer Bewegungsachse
- Rollbrett
- Schaukel
  - Häufige und schnelle Belastungswechsel schulen das neuromuskuläre System
- Ziele: Mittelstellung der Gelenke halten, Bewegungsausschlag reduzieren

Fußarbeit und Koordination

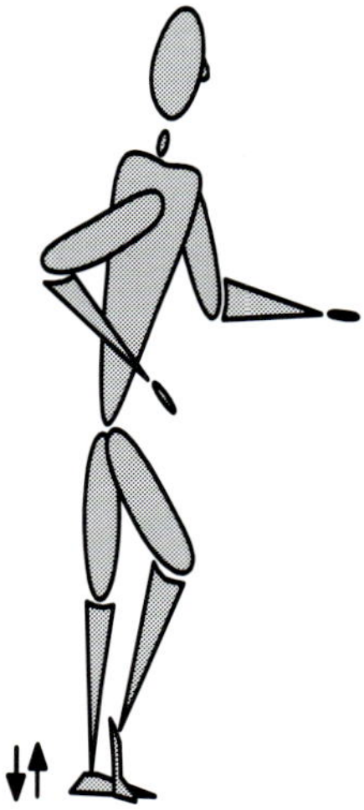

Fußgelenksarbeit

- Vollständiges Abrollen des Fußes
- Vollständige Kniestreckung
- Richtungswechsel: vorwärts, seitwärts, rückwärts, im Kreis

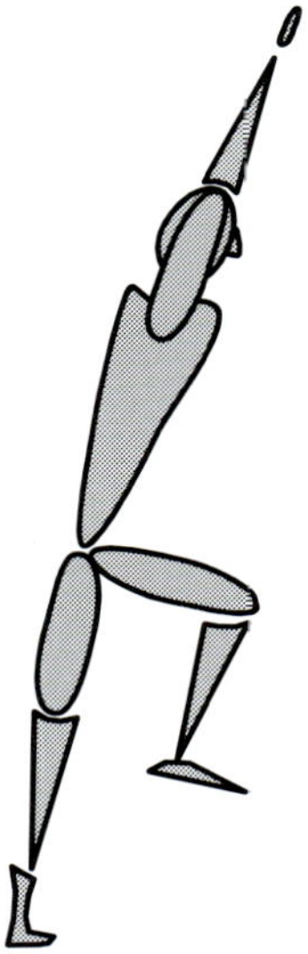

Kniehebegehen

- Vollständige Streckung des Standbeins
- 90°-Winkel in Knie-, Hüft-, Fußgelenk
- Becken aufrichten
- Position stabilisieren und langsam Ferse vom Boden lösen
- Arme nach oben strecken

2.4 Literatur

BIEDERMANN, L., EISINGBACH, T., KLÜMPER, A.:
Sportphysiotherapie und Rehabilitation.
Stuttgart/New York 1992².

DEGENHART, M., DIESCH, PUHL, W., SCHARF, H.-P.:
Das Atrophiemuster der Oberschenkelmuskulatur nach Sportverletzungen und seine Konsequenzen für die Rehabilitation.
In: Deutsche Zeitschrift für Sportmedizin 43 (1992) 2, 61-67.

GLÄSER, H.:
Skiunfallstatistik - Ergebnisse und deren richtige Interpretation unter besonderer Berücksichtigung der Knieverletzungen.
In: DSV Skischule o. Jg. (1990), 47-53.

KUROCK, W., SENNERICH, T.:
Beitrag zur Epidemiologie der Sportverletzungen.
In: Deutsche Zeitschrift für Sportmedizin 39 (1988), 136-141.

LAUTERBACH, R., KREUZER, T.:
Lateralität bei Sportverletzungen im Freizeitsport Berufstätiger.
In: Medizin und Sport 31 (1991), 8-9.

MÜLLER, W.:
Das Knie. Form, Funktion und ligamentäre Wiederherstellungschirurgie.
Stuttgart/New York 1982.

SCHEIBE, J.:
Behandlung sportbedingter Schäden des Kniegelenks.
In: Medizin und Sport 31(1991) 3/4, 66-67.

SCHMICKLER, E. D.:
Rückgang im allgemeinen und Zunahme der schweren Skiunfälle.
In: DSB Presse (1993) 10, 6-7.

WEINECK, J.:
Sportanatomie. Erlangen 1988.

Teil III:

Alterssport

3. Alterssport

3.1 Treffen Sie die richtige Wahl

Die Gegensätze sind kraß: Auf der einen Seite sind wir beeindruckt von der steigenden Anzahl vitaler älterer Menschen, die noch mit ihren Enkeln gemeinsam Sport treiben können, und die uns auf Skipisten, in Fitness-Studios, beim Segeln, Bergsteigen und Tennisspielen mit ihrer erstaunlichen Leistungsfähigkeit überraschen. Zu dieser Gruppe zählen nicht nur die immer zahlreicheren, gut trainierten Altersklassenwettkämpfer, die Marathonläufe, Triathlon-Wettbewerbe und ultralange Lauf- und Radstrecken bewältigen, sondern auch die große Zahl unorganisierter Gesundheits- und Fitness-Sportler, die sich bis ins höchste Alter voller Energie und Lebensfreude leistungsfähig und weitgehend beschwerdefrei erhalten. Auf der anderen Seite erschreckt uns die ebenfalls wachsende Zahl an "vorzeitig gealterten" 30-50jährigen, die übergewichtig und leistungsschwach bereits in jungen Jahren vom Herzinfarkt bedroht sind, ihren Streß mit Medikamenten bekämpfen und nicht mehr in der Lage sind, mit ihren Kindern radzufahren, Berge zu besteigen oder längere Strecken zu schwimmen oder zu laufen.

Wenn auch unsere Kenntnisse von den Alterungsvorgängen noch lückenhaft sind, wissen wir heute doch mit Sicherheit, daß frühzeitiger Leistungsabfall in starkem Maße auf ungesunde Lebensweise zurückzuführen ist und nur zum Teil auf altersbedingte Verfallserscheinungen. Untätigkeit, Schonung und das Vermeiden jeder Anstrengung beschleunigen den geistigen und körperlichen Abbau entscheidend. Die fatalistische Haltung "Das kann ich nicht, dafür bin ich zu alt" ist grundfalsch. Angemessene geistige und körperliche Beanspruchung das ganze Leben lang ist der beste Jungbrunnen. Die Anpassungsfähigkeit des Organismus bleibt lebenslang erhalten, so daß auch Späteinsteiger noch erstaunliche Erfolge erzielen können. Durch regelmäßiges Training von Körper und Geist können Sie Ihre Spannkraft und Leistungsfähigkeit bis ins hohe Alter erhalten und den Grundstein dafür legen, Ihr ganzes Leben ohne größere Einschränkungen genießen zu können (vgl. BOECKH-BEHRENS 1985).

3.2 Grundlagen des Alterns

Wer ist alt ?

Die Klärung dieser Frage hängt vom Blickwinkel des Betrachters und von den Kriterien ab, die angelegt werden:

- Gehen wir **von den Betroffenen aus**, dann werden sehr junge Menschen, nach dem Motto "trau keinem über 30", 35jährige als alt ansehen, und Arbeitgeber bezeichnen häufig bereits 45jährige Mitarbeiter als (zu) alt. Im Selbstbild älterer Menschen sind immer nur die anderen alt, niemals die Befragten selbst, unabhäng davon, wie alt sie selbst sind (vgl. OSWALD 1991).
- Nach der **kalendarisch-chronologischen** Sichtweise werden in den meisten Fällen 60 oder 65 Jahre als Altersbeginn angegeben. Auf den Abschnitt der jungen Alten folgen die alten Alten und schließlich die Hochbetagten über 80jährigen.
- **Sozialpädagogisch** gesehen ist die Pensionierung der Altersbeginn, und Themen wie Entberuflichung, Feminisierung und Individualisierung treten in den Vordergrund. Dabei sind die Sichtweisen von Frauen und Männern verschieden, weil mit zunehmendem Lebensalter die Frauen aufgrund ihrer höheren Lebenserwartung immer mehr in der Überzahl sind. Mehr als die Hälfte (54%) älterer Frauen leben in Einpersonenhaushalten gegenüber lediglich 16% der Männer (vgl. GLATZER 1992).
- Die **individuell-biologische** Perspektive beurteilt Alter nach der geistigen und körperlichen Leistungsfähigkeit sowie dem Beschwerde- und Gesundheitsstatus.
- **Entwicklungspsychologisch** betrachtet kann das Alter unter dem Aspekt von Gewinn und Verlust gesehen werden. Den altersbedingten Abbauvorgängen stehen vielfältige Alterspotentiale gegenüber (vgl. KRUSE 1990; siehe auch Seite 68).
- Aus der Vielfalt der möglichen **Lebensstile** können wir z.B. einen aktiven, gesundheitsorientierten Lebensstil, wie er in diesem Buch vertreten wird, von einem Lebensstil abgrenzen, der von Inaktivität im Alter und Risikofaktoren dominiert wird.

Diese Überlegungen zeigen die Heterogenität und Multidimensionalität des Alterns und verdeutlichen, daß die Menschen, je nach Blickwinkel, sehr unterschiedlichen Alterskategorien zuzuordnen sind. Sport und gesundheitsorientiertes Traininig stellen im Alter positive Entwicklungschancen dar, die in starkem Maße vom individuellen Lebensstil und biologischen Faktoren bestimmt sind.

Die "ergraute" Gesellschaft

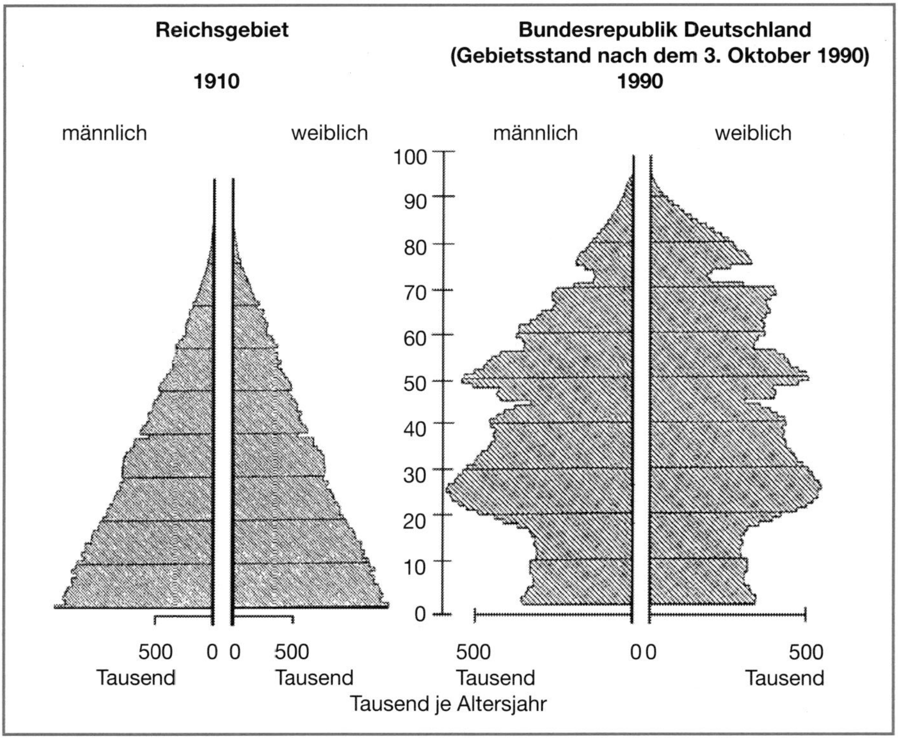

Abb. 17: Altersaufbau der Bevölkerung in Deutschland (STATISTISCHES BUNDESAMT 1992).

Die Alterspyramide, die durch die Altersstruktur der Bevölkerung in Deutschland im Jahr 1910 gebildet wird, ist im Jahr 1990 der Form einer "zerzausten Wettertanne" gewichen. Diese zeigt deutlich die Zunahme des Anteils älterer Menschen sowie den Überhang an Frauen in höherem Lebensalter. Die dramatische Weiterentwicklung dieses Trends in Richtung einer zunehmend älter werdenden Gesellschaft in Deutschland beweist auch die folgende Bevölkerungsprognose:

Altersstruktur	im Jahr 1987/88 in % (BRD und DDR)	im Jahr 2030 in %
bis 20 Jahre	22,2	17,1
20 - 59 Jahre	57,6	48,2
60 - 79 Jahre	20,2	34,7
80 Jahre und älter	3,6	5,8

Tab. 5: Bevölkerungsmodell für Deutschland (verändert nach KUHLMEY 1991).

Die durchschnittliche Lebenserwartung

Die prozentuale Zunahme der Zahl älterer Menschen ist eine Folge der höheren Lebenserwartung bei gleichzeitigem Geburtenrückgang. Da dieses Phänomen vor allem in den reichen Industrienationen eintritt, sehen wir eine deutliche Abhängigkeit der Lebenserwartung von äußeren Faktoren wie dem Bruttosozialprodukt und in dessen Folge von Faktoren, wie z. B. günstiger ärztlicher Versorgung, Arbeitszeitregelungen und Wohnverhältnissen.

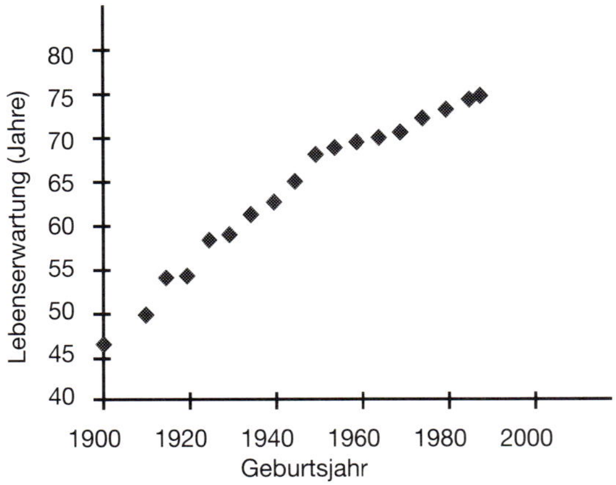

Abb. 18: Zunahme der statistischen Lebenserwartung der US-amerikanischen Bevölkerung als Funktion des Geburtsjahres. Eine deutliche Verringerung zeigt sich ab der Mitte des 20. Jahrhunderts - Zunahme der Lebenserwartung 1900-1955: 0,41 Jahre/Jahr, 1955-1987: 0,16 Jahre/Jahr (HÖHN 1994).

Die mittlere Lebenserwartung beträgt derzeit 71,2 Jahre für Männer und 78,1 Jahre für Frauen; sie hat sich in den letzten 100 Jahren verdoppelt. Der Anstieg der Lebenserwartung fiel von 0,41 Jahren pro Jahr zu Beginn dieses Jahrhunderts auf 0,16 Jahre pro Jahr in der Zeit von 1955 - 1987 und eine weitere Verlangsamung dieser Entwicklung kann angenommen werden, je mehr wir uns dem genetisch festgelegten maximalen Lebensalter der Gattung Mensch nähern. Aufgrund der hinzugewonnenen Jahre wird den Menschen nach dem 65. Lebensjahr ein “Drittes Lebensalter” geschenkt, das derzeit eine durchschnittliche Größenordnung von 16 (Männer) bis 23 (Frauen) Jahren mit weiterhin leicht steigender Tendenz aufweist (vgl. WILMS 1991, GLAZER 1992).

Das maximale Lebensalter des Menschen

Die maximale Lebensspanne von Mensch und Tier ist durch das Erbgut (genetisch) festgelegt. Die vorliegenden statistischen Daten lassen den Schluß zu, daß die maximale Lebensspanne des Menschen zwischen 110 und 115 Jahren liegen dürfte. Meldungen über wesentlich ältere Menschen halten einer kritischen Prüfung in der Regel nicht stand.

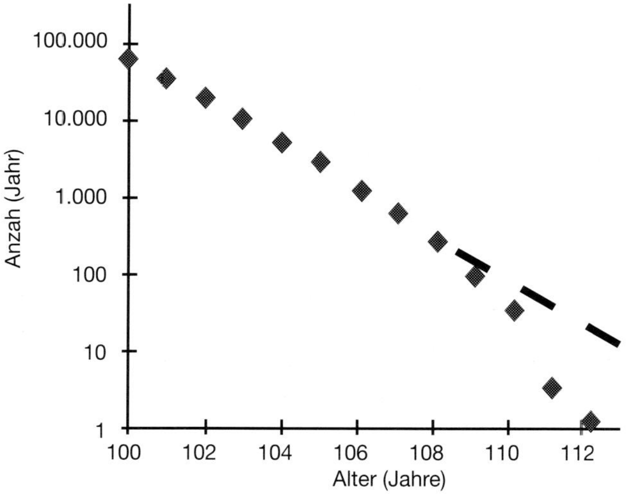

Abb. 19: Altersverteilung von über 100jährigen Frauen aus 13 Industriestaaten. Bis zum Alter von etwa 108 Jahren ergibt sich eine exponentielle Zunahme der Mortalität (Sterblichkeit). Danach zeigt sich eine Abweichung von der exponentiellen Beziehung (gestrichelte Linie) im Sinne einer beschleunigten Mortalität (vgl. HÖHN 1994).

Unter den von KANNISTO 1988 (in HÖHN 1994) erfaßten 52947 über hundertjährigen Frauen aus 13 Industrieländern sind knapp 200 Frauen 108 Jahre, nur 3 Frauen 111 Jahre und nur eine Frau, die 112 Jahre alt wurde. Bis zum Alter von 108 Jahren nimmt die Zahl der Überlebenden exponentiell ab. Danach zeigt sich eine Abweichung von der exponentiellen Beziehung (gestrichelte Linie) im Sinne einer noch stärkeren Abnahme bis zum maximalen Lebensalter von 112 Jahren.

Mit dem Anstieg der durchschnittlichen Lebenserwartung nimmt auch die Zahl der sehr alten Menschen kontinuierlich zu. So waren im Jahr 1938 in Deutschland nur 3 Menschen über 100 Jahre alt, 1994 sind es ca. 5.000 Personen und im Jahr 2022 werden es voraussichtlich bereits 100 000 sein.

Warum leben Frauen länger als Männer?

Die durchschnittliche Lebenserwartung von Frauen ist in allen Industrienationen 5-8 Jahre höher als die der Männer. Wenn auch die Ursachen für dieses Phänomen noch nicht endgültig geklärt sind, spielen mit großer Wahrscheinlichkeit genetische und umweltbedingte Faktoren eine Rolle.
Die genetisch bedingten Gründe sind darauf zurückzuführen, daß die Frau über zwei X-Chromosomen verfügt, der Mann über je ein X- und ein Y-Chromosom. Jede Schädigung, jede Mutation eines Gens eines X-Chromosoms trifft beim Mann alle Körperzellen, bei der Frau jedoch nur 50%. Darüber hinaus haben auch die höhere Unfall-, Krebs-, Infarkt- und Demenzhäufigkeit (Altersschwachsinn) der Männer sowohl biologische als auch umweltbedingte Gründe.
Für den Einfluß der Umwelt spricht vor allem der risikoreichere Lebensstil der Männer, der auch den höheren Nikotin- und Alkoholkonsum mit einschließt. Mit ansteigendem Lebensalter verschieben sich folglich die Geschlechterproportionen zunehmend zugunsten der Frauen. Auf 100 Frauen kommen im Alter von 70 bis 75 Jahren nur noch knapp über 50 Männer, im Alter von 85 bis 90 Jahren etwa 37, im Alter von 100 Jahren nur noch 20-25 (vgl. GLAZER 1992, HÖHN 1994).

Warum altern wir?

Die zahlreichen Theorien des Alterns spiegeln den Kenntnisstand der biomedizinischen Forschung der jeweiligen Zeit wider. Wurden anfangs Veränderungen im Stoffwechsel und die Anhäufung von schädlichen Stoffwechselprodukten (z. B. freie Sauerstoffradikale) als Gründe für das Altern angenommen und später Störungen des Hormon- und Immunsystems, werden heute zunehmend die Ursachen für die Zellschädigungen in Defekten auf der Ebene unseres genetischen Materials (DNA) vermutet. Als Hauptursache des Alterns wird die Zunahme genetischer Instabilität der Körperzellen gesehen. Regelmäßig auftretende Schädigungen des genetischen Materials (Fehlertheorie) können im Alter durch die nachlassende Effektivität der Reparatursysteme immer schlechter behoben werden. Folgende Gründe für DNA-Schädigungen sind experimentell nachgewiesen (vgl. HÖHN 1994):

1. Endogene (nicht vermeidbar) Gründe:
- Unser genetisches Material (DNA) unterliegt einer, bei 37° C Körpertemperatur unvermeidlichen wärmebedingten (thermodynamischen) Instabilität, die bei niedrigenTemperaturen wahrscheinlich erheblich geringer ausfallen würde.
- Bei der Verarbeitung des mit der Luft eingeatmeten Sauerstoffs (Oxydation) entstehen in der Zelle ständig aggressive "freie Sauerstoffradikale", die zum größten Teil durch Schutzmechanismen (Antioxydantien, z. B. Mineralstoffe und Vitamine) unschädlich gemacht werden. Im Alter läßt die Wirksamkeit dieses Schutzschildes nach, und Schädigungen der DNA sind die Folge. Möglicherweise kann die Aufnahme zusätzlicher Vitamin- und Mineralstoffgaben in der Form von Nahrungsergänzung den nachlassenden Schutzschild teilweise stärken.

2. Exogene (zum Teil vermeidbare) Gründe:
Zusätzlich zu den unausweichlichen inneren Schädigungsquellen sind wir lebenslang Stoffen ausgesetzt, die von außen auf uns einwirken und ebenfalls unser genetisches Material beschädigen. Die Intensität dieser Faktoren können wir zum Teil durch unser Verhalten beeinflussen, indem wir versuchen, die Schädigungsquellen zu meiden. Zu diesen exogenen Risikofaktoren zählen z.B. intensive Sonnenbestrahlung (UV-Licht), ionisierende Strahlung, radioaktive Strahlung, Schadstoffe in der Luft und der Nahrung.

Altersstereotype

Das Bild vom Alter ist nicht selten gekennzeichnet von Unkenntnis, Vorurteilen und Klischeevorstellungen. In den USA wurde für die Diskriminierung des Alters der Begriff des "Ageism" (engl. age = Alter) geprägt, in Anlehnung an Begriffe wie Sexismus und Rassismus. Ageism besagt, daß das Alter einseitig mit zahlreichen negativ getönten Stereotypen in Verbindung gebracht wird, wie z. B. Nachlassen der geistigen und körperlichen Leistungsfähigkeit, Ende der Sexualität, Kräfteabbau, Gebrechlichkeit, Krankheit, Starrsinn, Vergeßlichkeit, Sich-Abfinden-Müssen, Passivität und Schonung. Viele alte Menschen übernehmen dieses negative Klischee des Alters, fühlen sich "alt", werden von ihrer Umwelt "alt" gemacht, verhalten sich "alt" und sorgen so dafür, daß sich das Vorurteil bewahrheitet.

Eine wesentliche Ursache für dieses ungerechtfertigt defizitorientierte Bild des Alters sind mangelnde Kenntnis und fehlendes Einfühlungsvermögen in die Belange älterer Menschen. Für eine objektive Bewertung ist ein Perspektivenwechsel notwendig, der es ermöglicht, die Welt durch die Augen alter Menschen zu sehen und nicht die Perspektive der jungen Generation als Maß aller Dinge anzusehen. Vorurteile werden häufig durch die Fixierung auf die Perspektive einer Bevölkerungsgruppe hervorgerufen. Der notwendige Rollentausch erfordert das Hineinversetzen in den anderen, eine "Nah- und Sorge-Perspektive". Um die komplexen Phänomene des Alters ausgewogen zu beurteilen, ist Flexibilität erforderlich, um zwischen zwei Perspektiven hin- und herschalten zu können. Diesen Perspektivenwechsel können wir an dem folgenden Vexierbild der jungen und der alten Frau verdeutlichen. Betrachten Sie das Bild und versuchen Sie einen Perspektivenwechsel, indem Sie zwischen dem Abbild der alten und dem der jungen Frau hin- und herschalten (vgl. ILLHARDT 1993).

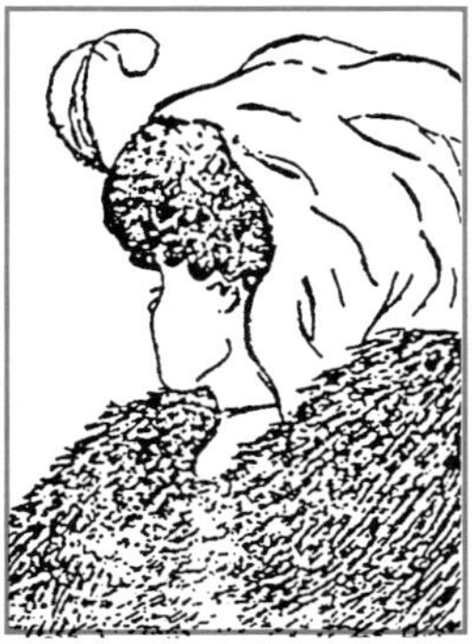

Abb. 20: Vexierbild nach F. BARTLETT (vgl. ILLHARDT 1993).

Potentiale im Alter

Die einseitig pessimistisch-negative Sichtweise wird dem Alter nicht gerecht. Den unzweifelhaft eintretenden Einschränkungen stehen zahlreiche altersspezifische Entwicklungsmöglichkeiten und Potentiale gegenüber, die sowohl für den einzelnen als auch für die Gesellschaft von Bedeutung sind:

- Im Rahmen der kognitiven Entwicklung nimmt zwar die mechanische, schnelligkeitsorientierte, abstrakte Intelligenz im Altersgang deutlich ab, kann jedoch durch "Gehirnjogging" wieder gesteigert werden. Die erfahrungsgebundene, pragmatische, problemlösende Intelligenz zeigt im Alter jedoch keinen Rückschritt.
- In Spezialgebieten weisen alte Menschen häufig ein hervorragendes Expertenwissen und hohe Kompetenz auf. Diese exzellenten Fähigkeiten wurden häufig im Berufsleben und durch Hobbies erworben.
- Im Alter nimmt die Fähigkeit zu, einzelne Einschränkungen und Grenzen zu akzeptieren sowie zurückliegende Ereignisse und die Lebenssituation erneut zu bewerten und neue Lebensmöglichkeiten zu erkunden.
- Die Fähigkeit, Kompromisse zwischen dem Erwartetem und dem Erreichten zu schließen wird verbessert.
- Alte Menschen setzen sich vermehrt mit der zeitlichen Begrenztheit des eigenen Lebens auseinander und akzeptieren diese. Gleichzeitig nimmt die Fähigkeit zu, sich an den kleinen Dingen des Lebens zu freuen.
- Die Lebenserfahrung ermöglicht es älteren Menschen, sich ein ausgewogenes differenziertes Urteil über praktische Lebensfragen zu bilden und Aufgaben pragmatisch zu lösen.
- Die Fähigkeit, eigene Bedürfnisse zurückzustellen, Verantwortungsgefühl für andere Menschen und für die Zukunft der Gesellschaft zu entwickeln, nimmt im Alter zu.

Die meisten der dargestellten Potentiale im Alter sind in Untersuchungen der Gerontologieforschung gefunden worden. Mehrere dieser Fähigkeiten sind bereits in jüngeren Altersgruppen zu finden, ihre Ausprägung verstärkt sich jedoch im Alter (vgl. KRUSE 1990). Die Potentiale, die alternden Menschen im körperlichen Bereich verbleiben, werden in den folgenden Abschnitten ausführlich dargestellt.

Das persönliche Altersbild

Ein ausgewogenes differenziertes Bild des Alters kommt erst dann zustande, wenn auch die Betroffenen selbst zu Wort kommen. Wie sieht das persönliche Altersbild älterer Menschen aus? Bei einer Befragung von Personen im Alter zwischen 63 und 96 Jahren konnten folgende Ergebnisse ermittelt werden (vgl. OSWALD 1991):

- Ein generell negatives Altersbild konnte nicht gefunden werden.
- Im Gegensatz zur Beurteilung durch Außenstehende bezeichnete sich keine der befragten Personen selbst als "alt", nicht einmal der 96jährige. Der Beginn des "Altseins" wurde im Durchschnitt mit 71,6 angegeben. Das durchschnittliche Alter der Befragten betrug 76,1 Jahre.
- Folgende Themen, die für die eigene Person als zutreffend bezeichnet wurden, wurden häufig genannt: Geistige und körperliche Aktivität, Ruhe und Zeit haben, Gelassenheit, Aufgabenorientierung, Selbständigkeit, Bedeutung sozialer Kontakte, Routine, Erfahrung, Reife, Veränderung und Wandel, Ordnung schaffen. Aspekte wie Vergangenheitsorientierung, Alleinsein, Kräfteabbau und Krankheit werden durchaus als altersspezifisch thematisiert, spielen aber für die eigene Person offensichtlich keine dominierende Rolle.

Merksätze zum Thema Alter und Sport

Beim Studium der Literatur zum Thema Alter und Sport stößt man auf zahlreiche originelle Merksätze oder Lebensweisheiten, die in komprimierter Form die Kernaussagen oft einprägsamer ausdrücken als langatmige Erläuterungen. Eine Auswahl dieser Aussprüche enthält die Tabelle 6 auf der nächsten Seite.

Sentenzen zum Thema Altern und Sport

1) Wer rastet der rostet - Use it or loose it.

2) Dem Sport treu bleiben heißt, länger leben und länger mehr vom Leben haben.

3) Sport ist nicht Mord, sondern der Tod vieler Beschwerden und Risikofaktoren.

4) In Rente gehen ja, aber nicht in den Ruhestand.

5) Altern ist eine Lebensleistung und beginnt nicht erst im Rentenalter (MEUSEL 1990).

6) Sport erhält uns "20 Jahre lang 40 Jahre jung" (HOLLMANN/HETTINGER 1990).

7) Mit 66 Jahren, da fängt das Leben an, mit 66 Jahren, da hat man Spaß daran (UDO JÜRGENS).

8) Add life to your years, not just years to your life.

9) While most of us are growing older, some of us are growing younger (BORTZ 1990).

10) Aging is a self fulfilling prophecy and only you can decide the kind of person you´ll become (BORTZ 1990).

Tab. 6: Merksätze zum Thema Altern und Sport.

3.3 Die Altersfalle

In den folgenden Kapiteln drehen wir das bekannte Schema um und betrachten zunächst die schlechte Nachricht, um anschließend die gute Nachricht folgen zu lassen. Zunächst charakterisieren wir die Altersfalle, in die die Mehrzahl von uns beim Älterwerden gerät, indem wir die physiologischen Alterungsvorgänge, die nachlassende Leistungsfähigkeit, die Alterserkrankungen, das Problem der körperlichen Inaktivität und den sich daraus ergebenden gesundheits- und lebensbedrohlichen Circulus vitiosus beleuchten.

Anschließend widmen wir uns den Alterschancen: Der Kraft der Umweltfaktoren, den eigenen Einflußmöglichkeiten und dem positiven Kreislauf von Training, Vermeidung von Risikofaktoren und Alterskrankheiten sowie der Beeinflussung von Altersbeeinträchtigungen.

Physiologie des Alterns

Altern ist keine Krankheit, sondern eine angeborene Gesetzmäßigkeit, eine evolutionsbiologische Notwendigkeit der Generationenfolge, der niemand entfliehen kann. Mit zunehmendem Lebensalter treten u. a. folgende Veränderungen ein:

- "Biomorphose" (Altersveränderungen der Organe)
- Reduzierte Leistungsfähigkeit
- Möglicherweise verringerte Anpassungsfähigkeit und somit Abnahme der Trainierbarkeit (Hierzu gibt es auch andere Auffassungen, vgl. HOLLMANN 1993)

In allen Organen treten mit zunehmendem Lebensalter vergleichbare Veränderungen unterschiedlicher Ausprägung auf, die in der Regel durch Begriffe wie Atrophie, Abnehmen, Verhärtung und Verkalkung gekennzeichnet werden können. Eine Auswahl von Alterungserscheinungen der Organe verdeutlicht Tabelle 7 auf der nächsten Seite.

Organ	Alterungsprozesse
Stütz- und Bewegungs-apparat	
Körpergröße	Nimmt ab, u.a. aufgrund der Abnahme der Bandscheibenhöhe und der Zunahme der Alterskyphose (Altersrundrücken)
Knochen	Abnahme der Knochenbälkchen und der Mineralien, erhöhte Bruchgefahr (Osteoporose)
Sehnen und Bänder	Wasserverlust, verminderte Durchblutung, verringerte Elastizität
Muskulatur	Die Muskelmasse nimmt vom 20. - 70. Lebensjahr um ca. 30% - 40% ab (vgl. HOLLMANN 1990)
Herz-Kreislauf	
Herz	Gewichtszunahme vom 30. - 80. Lebensjahr um 1,0g (Männer) bzw. 1,5g (Frauen) pro Jahr durch die Mehrarbeit aufgrund des Anstiegs des Gefäßwiderstandes (vgl. WILMS 1991)
Herzklappen	Verfestigung des Herzklappengewebes durch Kalkeinlagerungen und Vermehrung des Kollagengewebes
Gefäße	Verhärtung und Verdickung der Gefäßwände, Abnahme der Elastizität, Abnahme des Gefäßdurchmessers
Blutdruck	Nimmt zu
Lunge	Abnahme der Zahl der Alveolen (Lungenbläschen), dadurch kleinere Gesamtaustauschfläche; Verringerung der Elastizität der Lunge; Verminderung der maximalen Sauerstoffaufnahme
Nieren	Abnahme von Größe und Gewicht
Leber	Abnahme des Gewichts um bis zu 50% beim 80jährigen (vgl. WILMS 1991)

Organ	Alterungsprozesse
Nervensystem	
Gehirn	Wasserverlust, Verminderung des Gewichts, Schwund von höchstens 10% - 20% der Neurone, jedoch ohne wesentliche Funktionseinbußen (vgl. WILMS 1991)
Sinnesorgane	Abnahme der Ganglienzellen; ein 75jähriger hat z.B. nur noch 36% der Geschmackspapillen der Zunge (vgl. WEINECK 1986); Abnahme der Hör- und Sehfähigkeit
Haut	Schwund an Kollagen, Wasserverarmung von 10% - 15%, die Haut wird dünner, durchsichtiger (vgl. WEINECK 1986)
Fettgewebe	Zunahme

Tab. 7: Physiologische Alterungserscheinungen der Organe.

Parallel zu Alterungsvorgängen der Organsysteme kann im Laufe des Lebens nach einer Hochleistungsphase eine durchschnittliche Abnahme der körperlichen Leistungsfähigkeit festgestellt werden. Dieser Vorgang der Leistungsminderung kann beispielhaft durch die folgende Graphik verdeutlicht werden.

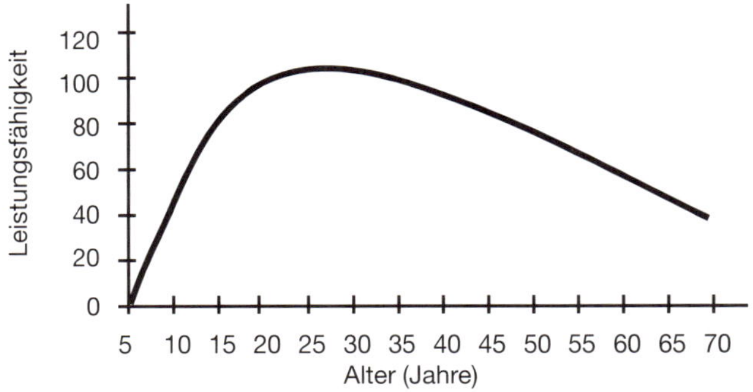

Abb. 21: Verlauf der durchschnittlichen Leistungsfähigkeit im Laufe des Lebens.

Nach einem steilen Anstieg in der Jugend erreicht die Leistungsfähigkeit in der Regel Höchstwerte zwischen dem 20. und 30. Lebensjahr, um anschließend zunächst langsam, dann rascher abzufallen. Die Daten, die diesen Leistungsabfall belegen, sind an einer Bevölkerung erhoben worden, für die Sport keine Rolle spielt und die weitgehend körperlich inaktiv ist. Der typische Leistungsabfall kann folglich auch nur für diese bewegungsarme Gruppe alternder Menschen gelten. Einzelergebnisse, die die Leistungsreduzierung belegen, enthält Tab. 9 (vgl. Seite 77/78).

Risikofaktoren und Alterskrankheiten

Wir unterscheiden Kinderkrankheiten von Alterskrankheiten und ordnen so verschiedenen Lebensabschnitten jeweils typische Krankheiten zu. Kinderkrankheiten sind vornehmlich Infektionskrankheiten, die nach ihrer Bewältigung in positiver Weise lebenslange Immunität hinterlassen. Die zentralen Alterskrankheiten - Herzerkrankungen, degenerative Erkrankungen des Bewegungsapparates, Krebs, Stoffwechselerkrankungen, Erkrankungen der Atemwege, Krankheiten der Verdauungsorgane und Erkrankungen des Zentralnervensystems - treten im Alter meist nicht allein, sondern kombiniert und gehäuft auf (Polypathie, Multimorbidität). Bei über 65jährigen Patienten wurden bei 75% gleichzeitig mindestens drei Erkrankungen (vgl. WILMS 1991) gefunden. Alterserkrankungen haben sowohl endogene, durch das Erbgut bedingte, als auch exogene, durch die Umwelt bedingte Ursachen. Einige Evolutionsbiologen und Genetiker vermuten, daß gerade diejenigen Gene, die in der Jugend möglicherweise unsere körperliche und reproduktive Fitness erhöhen im Alter für Krankheit und Tod verantwortlich sind (vgl. HÖHN 1994). Wenn auch genetische Einflüsse bedeutsam sind, sind doch die meisten Risikofaktoren, die diese Alterskrankheiten verursachen und/oder unterstützen, durch gesundheitsbewußtes Verhalten weitgehend vermeidbar oder in ihrer Wirkung abschwächbar. Den Zusammenhang von Alterserkrankungen und Risikofaktoren zeigt Tabelle 8.

Zentrale Alterskrankheiten		Risikofaktoren die zur Entstehung und Verstärkung der Alterserkrankungen einen Beitrag leisten
Lebensbedrohliche Krankheiten	Herz-, Kreislauf-, Gefäßerkrankungen: Arteriosklerose, Herzinsuffizienz, Angina Pectoris, Herzinfarkt, Schlaganfall, starke Niereninsuffizienz	Bewegungsmangel, körperliche Inaktivität, Rauchen, Hypertonie (Bluthochdruck), Fehlernährung, Übergewicht, Hyperlipämie (erhöhter Blutfettspiegel)
	Krebs	Rauchen, Fehlernährung, Alkohol, Bewegungsmangel, körperliche Inaktivität
	Lungenemphysen, Sauerstoffmangel	Rauchen, Bewegungsmangel, körperliche Inaktivität
Nicht lebensbedrohliche Krankheiten	Degenerative Erkrankungen des Bewegungsapparates: Arthrose (Knie-, Hüftgelenk), Rückenbeschwerden, Osteoporose	Einseitige körperliche Belastungen (Sport, Arbeit), Verschleiß, Überlastung, Verletzungen, Bewegungsmangel, körperliche Inaktivität, Übergewicht
	Zahn-, Zahnfleischerkrankungen	Mangelhafte Zahnpflege, Fehlernährung (Zucker)
	Depressionen, Angstzustände, Alterspsychosen	Bewegungsmangel, körperliche Inaktivität, Aufputschmittel, Medikamente, Drogen, Unbefriedigend erlebte Lebenssituation
	Krampfadern	Übergewicht, Fehlernährung, Bewegungsmangel, körperliche Inaktivität
	Inkontinenz	Geburten, Unterleibsoperationen, Bewegungsmangel, körperliche Inaktivität, Rauchen

Tab. 8: Zentrale Alterserkrankungen und Risikofaktoren (vgl. MEUSEL 1990, WILMS 1991).

Tabelle 8 zeigt, daß die Risikofaktoren Bewegungsmangel, Fehlernährung, erhöhte Blutfettspiegel und Rauchen die schwerwiegendsten und häufigsten Risikofaktoren sind, die das Auftreten und das Ausmaß zentraler Alterskrankheiten bewirken und/oder unterstützen. Dabei kommt körperlicher Inaktivität eine zentrale Bedeutung zu.

Das Inaktivitätssyndrom

Während der Jugend und des Arbeitslebens müssen die Menschen die vielfältigen privaten und beruflichen Anforderungen durch Einsatzbereitschaft und unermüdliche Aktivität bewältigen. Sie kommen selten zur Ruhe, sind immer auf dem Sprung, Geist und Körper werden ständig beansprucht und oft sind sie müde und erschöpft. Im Alter soll dies anders werden. Sie wollen es sich gemütlich machen und haben sich Schonung und Ruhe verdient.

Das Inaktivitäts- und Schonungsritual, das ältere Menschen häufig befolgen und das ihnen von ihrer Umwelt oft nahegelegt wird, ist ein denkbar schlechter Rat. An die Stelle angemessener Belastungen treten Untätigkeit, Ruhe, Pflege und Medikamente. Alte Menschen werden gerade durch übertriebene Schonung zu unselbständigen Greisen gemacht, obwohl die Möglichkeit besteht, daß sie bei sinnvoller körperlicher, geistiger und sozialer Aktivität noch viele Jahrzehnte unabhängig, selbständig, aktiv und leistungsfähig sein könnten.

Leben bedeutet Anpassung des Organismus an Umweltreize. Alle unsere Organsysteme und Fähigkeiten sind auf Anforderungen (Reize) angewiesen, um sich entfalten, voll entwickeln und erhalten zu können. Einer der stärksten und wichtigsten Umweltreize ist der Bewegungsreiz. Wenn dieser fehlt, treffen die folgenden schwerwiegenden Konsequenzen den ganzen Menschen: **Bewegungsmangel macht krank!**

Organsystem, Fähigkeit	Folgen von Bewegungsmangel Ausgewählte Leistungseinbußen bei körperlich inaktiven Personen im Altersgang
Herz	• "Faulenzerherz"; Abnahme von Herzgröße und Herzvolumen • Leistungsschwäche
Pulsfrequenz	• Erhöhter Ruhepuls • Starker Anstieg der Herzfrequenz bei Belastung • Die maximal erreichbare Herzfrequenz sinkt • Langsame Erholung nach Belastung
Maximales Schlagvolumen Maximales Herzminutenvolumen	• Nehmen ab
Maximale Sauerstoffaufnahme	• Verringerung um ca. 0,65% jährlich (vgl. DE MAREES 1992)
Anaerobe Kapazität	• Nimmt ab
Leistung (Watt)	• Pro Dekade tritt eine Verringerung um ca. 10% ein; in der 7. Dekade ergeben sich durchschnittliche maximale Werte von ca. 1,55 Watt/kg bei Frauen und ca. 1,85 Watt/kg bei Männern am Fahrradergometer (vgl. DE MAREES 1992).
Erkrankungen	• Zunahme degenerativer Herz-Kreislauferkrankungen; Angina pectoris, Herzinfarkt
Gefäße	• Abnahme der Gefäßelastizität • Arteriosklerose • Venenthrombose
Lunge Maximale Atemfrequenz Maximales Atemminutenvolumen	• Verringerte Vitalkapazität • Nehmen ab
Verdauungstrakt	• Häufiger Verstopfung
Stoffwechsel	• Erhöhtes Risiko von Zuckerkrankheit
Bewegungsapparat	• Muskelschwund • Haltungsschwächen • Abnahme der Belastungsfähigkeit von Knochen, Knorpel, Sehnen, Bändern
Muskelkraft	• Nimmt vom 30.- 80. Lebensjahr um 40% (Armkraft) bzw. 35% (Beinkraft) ab (vgl. DANNESKIOLD-SAMSOE u.a. 1984).

Organsystem, Fähigkeit	Folgen von Bewegungsmangel Ausgewählte Leistungseinbußen bei körperlich inaktiven Personen im Altersgang
Nervensystem	• Zunahme des sympathikotonen und Abnahme des vagotonen Einflusses • Verschlechterung der Koordination
Selbständigkeit Selbstwertgefühl Erfolgserlebnisse Freude an der Bewegung Wohlbefinden	• Nehmen ab
Trainierbarkeit	• Nimmt möglicherweise ab, bleibt jedoch grundsätzlich bestehen. Trainingsreize mit hoher Inten-sität überschreiten schneller die reduzierte Adaptationsbreite (Gefahr der Überforderung)

Tab. 9: Folgen von Bewegungsmangel.

Der negative Kreislauf von Alterungsprozessen, Inaktivität und Alterserkrankungen

Bewegungsmangel und Inaktivität haben dieselben negativen Folgen wie das Altern. In beiden Fällen sind vergleichbare Leistungseinbußen in allen Funktionsbereichen des Organismus zu beobachten. Das Auftreten der typischen Alterserkrankungen wird beschleunigt und ihre Intensität verstärkt. Wenn alle drei Faktoren, ein durch Bewegungsmangel und weitere Risikofaktoren bedingter schlechter Trainingszustand, natürliche Alterungsprozesse und Alterskrankheiten zusammenkommen, potenzieren sich die negativen Auswirkungen. Ungerechtfertigterweise werden häufig alle negativen Folgen dieses Circulus vitiosus allein dem Altern zugeschrieben, ohne zu berücksichtigen, daß unser Verhalten einen wesentlichen Beitrag zu dem schlechten Leistungs- und Gesundheitszustand geleistet hat. Die meisten statistischen Angaben über Leistungseinbußen im Alter vermischen biologische Alterungsprozesse und verhaltensbedingte Einflußfaktoren.

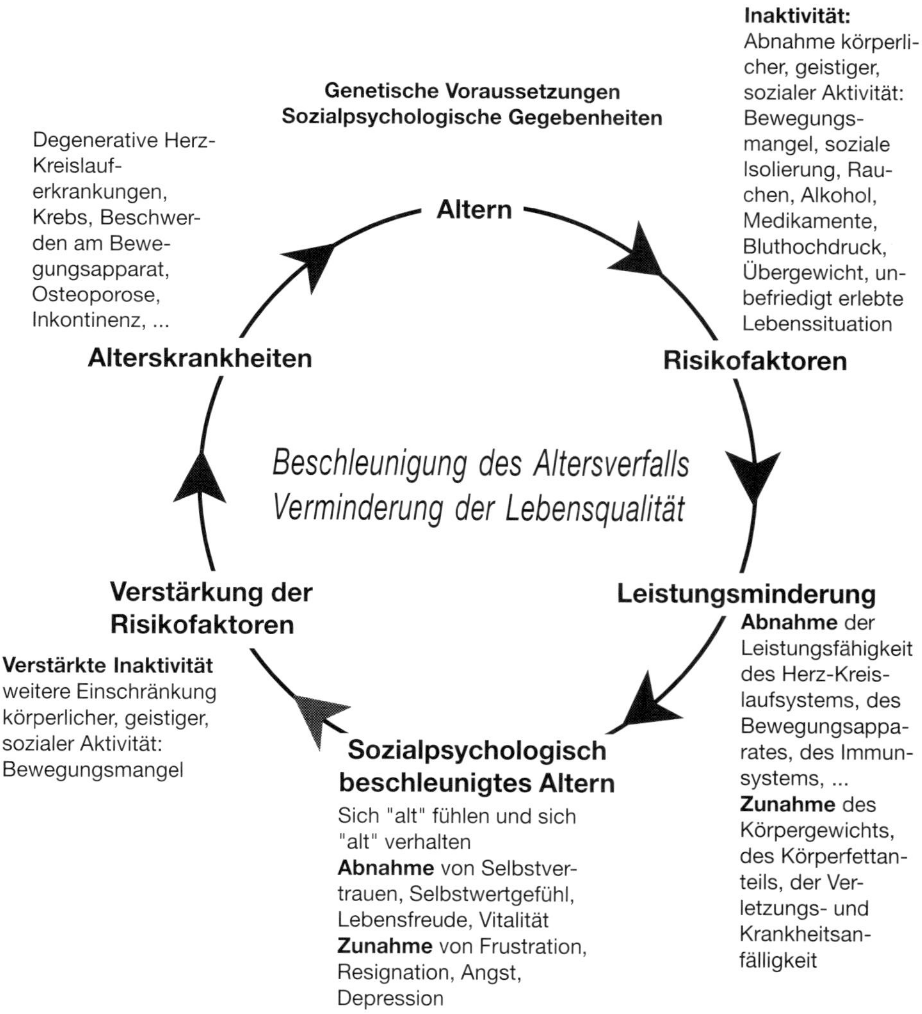

Abb. 22: Der negative Kreislauf der Altersfalle.

Lassen Sie die Altersfalle nicht zuschnappen, die BORTZ (1990) mit dem Satz treffend charakterisiert: "We live too short and die too long" ("Wir leben zu kurz und sterben zu lang"). Durchbrechen Sie das negative Altersstereotyp und nutzen Sie die Alterschance.

3.4 Die Alterschance

Die Chance der Umwelteinflüsse

Wenn auch die maximale Lebensspanne der Spezies Mensch mit einer Dauer von 110 - 115 Jahren genetisch vorbestimmt ist, unterliegen die durchschnittliche und vor allem die individuelle Lebenserwartung zusätzlich vielfältigen Umwelteinflüssen. Dabei ist für den einzelnen nicht nur eine Verlängerung seiner Lebenszeit von Interesse, sondern in erster Linie eine Verbesserung der Lebensqualität in jedem Alter. Dies gilt insbesondere für die zweite Lebenshälfte, die häufig von Einschränkungen geprägt ist. Durch unser Verhalten können wir die Alterungsprozesse zum Positiven und Negativen beeinflussen, bremsend oder beschleunigend auf sie einwirken.

Wir sind dem schicksalshaften Prozeß des Alterns keineswegs hilflos ausgeliefert, sondern können vielmehr die lebenslang vorhandene Plastizität und Anpassungsfähigkeit des Organismus nutzen. Dabei geht es darum, die uns zur Verfügung stehenden Kapazitätsreserven in jedem Alter systematisch und „mit Verstand" auszuschöpfen. Diese Kapazitätsreserven betreffen alle Körpersysteme und Fähigkeitsbereiche, die soziale Kontaktfähigkeit und die Sexualität ebenso wie den Intellekt, die Psyche und vor allem den Bewegungsapparat, das Herz-Kreislaufsystem und das Koordinationsvermögen. Viele Menschen lassen ihre Reserven ungenutzt brachliegen, fügen sich in ihr vermeintlich unabänderliches Schicksal und begünstigen Leistungseinbußen, Beschwerden, Vereinsamung und Verminderung der Lebensqualität, indem sie den Abbau und die Atrophie aller Organe und Funktionen durch Inaktivität beschleunigen. Bei den meisten älteren Menschen sind die Kapazitätsreserven viel größer als angenommen; es liegt an jedem einzelnen, diese optimal auszuschöpfen. Dabei gilt der Wahlspruch: „Use it or loose it".

Die Chance körperlicher Aktivität

Keine Maßnahme kann die vorhandenen Reserven besser ausschöpfen, kein Medikament den Altersveränderungen besser entgegenwirken als ein regelmäßiges körperliches Training. Bewegung bremst, kompensiert und verlangsamt altersbedingte Leistungseinbußen, sie verhindert, verzögert und lindert

Altersbeschwerden und wirkt positiv auf den ganzen Menschen, vom Nervensystem über den Hormonhaushalt bis zu unserem Befinden. **Gesundheitsorientiertes Fitnesstraining ist die Altersmedizin Nr. 1!**

Bewegung und Training wirken sowohl als Mittel zur allgemeinen Leistungssteigerung und als präventive Maßnahme gegen den Altersabbau als auch als heilende Therapie gegen bestehende Beschwerden und Erkrankungen.

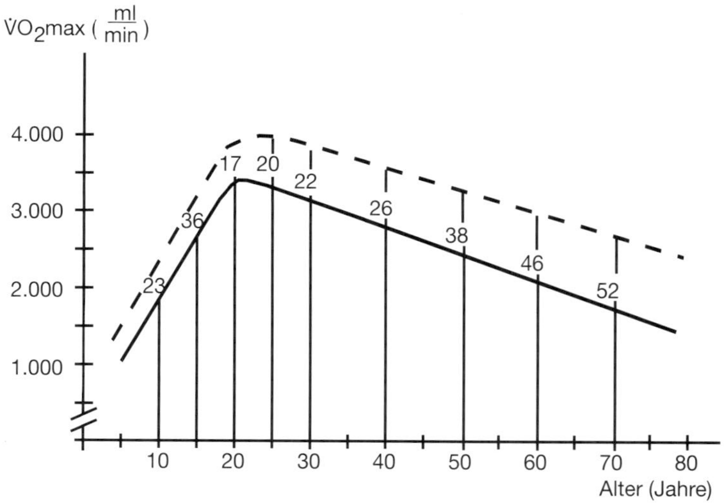

Abb. 23: Mittelwertskurven der maximalen Sauerstoffaufnahme. Alterstendenz von untrainierten (—) und trainierten (---) Männern. Die Zahlen zwischen den Kurven geben die Differenzen (in ml/0_2) an (BIENER 1992 nach KOINZER/KRÜGER 1982).

Abbildung 23 erlaubt folgende Aussagen zur leistungserhaltenden Wirkung von Training:

- Die Leistungsfähigkeit von Trainierten liegt in jedem Alter deutlich über der Untrainierter.
- Mit zunehmendem Alter werden die Leistungsunterschiede zwischen Trainierten und Untrainierten immer größer. Im Alter lohnt sich deshalb Training ganz besonders.
- Der Abfall der Leistungsfähigkeit erfolgt bei Trainierten in wesentlich geringerem Ausmaß als bei Untrainierten.

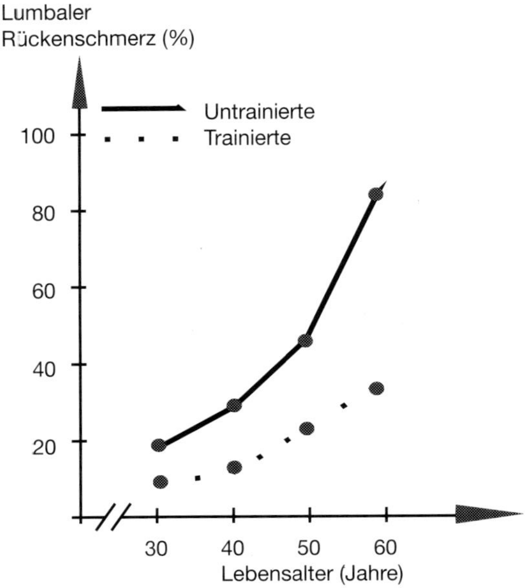

Abb.24: Prozentuale Verteilung des Syndroms „lumbaler Rückenschmerz" (Schmerzen im unteren Rücken) bei männlichen Untrainierten und Trainierten zwischen dem 30. und 60. Lebensjahr (BRINGMANN 1984 in WEINECK 1988).

Abbildung 24 verdeutlicht die beschwerdereduzierende Wirkung von Training:

- Untrainierte leiden viel häufiger unter Beschwerden (hier: Rückenschmerzen) als Trainierte.
- Mit zunehmendem Alter nimmt die Anzahl der Untrainierten, die unter Beschwerden leiden, sehr stark zu. Dagegen erhöht sich die Zahl der Trainierten mit Beschwerden nur leicht.

Die Kapazität der maximalen Sauerstoffaufnahme (vgl. Abb. 23) und der lumbale Rückenschmerz (vgl. Abb. 24) stehen hier beispielhaft für die meisten anderen Fähigkeits- und Beschwerdebereiche. Die globalen, leistungsfördernden und beschwerdehemmenden Wirkungen von körperlicher Aktivität sind in der folgenden Übersicht zusammengefaßt.

<table>
<tr><th>Organsystem/ Fähigkeit</th><th>Positive Aspekte körperlicher Aktivität im Altersgang</th></tr>
<tr><td>Herz-Kreislauf</td><td>Es treten die gleichen positiven Trainingsanpassungserscheinungen auf, wie bei jungen Menschen. Die Trainierbarkeit der Ausdauer bleibt zwischen dem 20. und 60. Lebensjahr weitgehend konstant (vgl. CONZELMANN 1988).</td></tr>
<tr><td>Maximale Sauerstoffaufnahme</td><td>• Nach dem 40. Lebensjahr beträgt die Abnahme innerhalb von 15 Jahren bei Trainierten lediglich 9,6% gegenüber 30,8% bei körperlich Inaktiven (vgl. PROKOP 1993).
• Vom 20. bis 70. Lebensjahr sinkt die $\dot{V}O_2$ max. bei untrainierten Männern von 50 ml/min/kg auf 25 ml/min/kg. Bei 60jährigen Langstreckenläufern wurden Werte von über 60 ml/min/kg gemessen. Das Herz-Kreislauf-System dieser älteren Athleten ist leistungsfähiger als bei körperlich inaktiven 20jährigen (vgl. BIENER 1992), und ein gesunder, seit mehreren Jahren regelmäßig trainierender 60jähriger kann seine Ausdauerleistungen als 20jähriger Nichtsportler übertreffen (vgl. CONZELMANN 1988).</td></tr>
<tr><td>Ausdauerleistung</td><td>• Ein Vergleich der disziplinspezifischen Bestleistungen von 48 50 bis 60jährigen Mittel- und Langstreckenläufern zeigt, daß der Einfluß regelmäßigen Trainings auf die Ausdauerleistungsfähigkeit größer ist, als der altersbedingte Leistungsabfall zwischen dem 20. und dem 50./60. Lebensjahr.
Leistungsabfall in % gegenüber dem 1.500m-Lauf
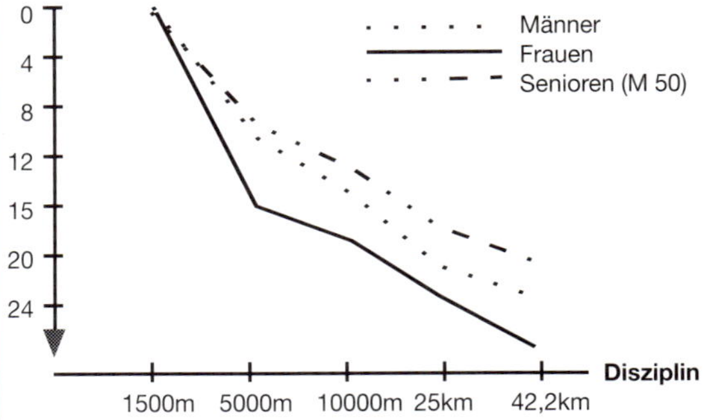

Abb.: Prozentualer Leistungsabfall (Geschwindigkeit) in den Disziplinen 5000m bis Marathon gegenüber dem 1500m-Lauf (vgl. CONZELMANN 1988).</td></tr>
</table>

Organsystem/ Fähigkeit	Positive Aspekte körperlicher Aktivität im Altersgang
Ausdauerleistung	• Untrainierte besitzen mit 55 Jahren nur noch etwa 2/3 ihrer Leistungsfähigkeit. Trainierte halten sie bis zum 40. und 50. Lebensjahr weitgehend konstant und bleiben "20 Jahre lang 40 Jahre jung" (vgl. HOLLMANN/HETTINGER 1990, PROKOP 1983).
Blutdruck	• Der systolische Blutdruck von Trainierten liegt deutlich unter den Durchschnittswerten. In verschiedenen Altersstufen werden folgende, unter der Norm der jeweiligen Altersklasse liegende Werte erreicht: 45jährige durchschnittlich mindestens 15mm Hg 55jährige durchschnittlich mindestens 20mm Hg 65jährige durchschnittlich mindestens 25mm Hg 70jährige durchschnittlich mindestens 30mm Hg (PROKOP 1983). • Bei körperlich inaktiven Personen im Alter zwischen 56 und 60 Jahren treten Blutdruckwerte über 200mm Hg 7mal häufiger auf, als bei körperlich Aktiven (vgl. PROKOP 1983).
Stoffwechsel	• Das "gute", schützende HDL-Cholesterin nimmt durch Training zu. Das "schlechte", risikoreiche LDL-Cholesterin nimmt ab.
Stütz- und Bewegungsapparat	• Die Gelenke stellen die Schwachpunkte des alternden Menschen bei sportlicher Bewegung dar. Gerade sie bedürfen deshalb eines wohldosierten, leistungs- und altersangemessenen, regelmäßigen Trainings.
Knochen	• Die Knochendichte ist bei körperlich Aktiven größer als bei Untätigen. Ausschlaggebend ist der Druck, der durch körperliche Beanspruchung auf den Knochen ausgeübt wird. Deshalb entmineralisieren während längerer Liegezeit (Bettruhe) die Knochen in besonders großem Maße. • Pro Jahr tritt bei untrainierten Frauen im Alter von 30-35 Jahren ein Verlust an Mineralsalzen von 0,75%-1% pro Jahr ein. Dieser Wert vergrößert sich nach der Menopause auf 2%-3%. Sportliche Aktivität steigert den Mineralgehalt der Knochen und beugt der Osteoporose vor (vgl. SMITH/GILLIGAN 1988).

Organsystem/ Fähigkeit	Positive Aspekte körperlicher Aktivität im Altersgang
Knorpel	• Der Gelenkknorpel wächst nur sehr langsam und in eingeschränktem Maß. Bewegung ist entscheidend für die Neuformierung von fibrösem und hyalinem Knorpel. Ein angemessen dosiertes Training kann der entscheidende Reiz zur Reparatur und Kompensation von im Alter verändertem Knorpelgewebe sein (vgl. HOLLMANN 1993).
Muskulatur	• Bei Krafttraining treten selbst bei 70- bis 80jährigen qualitativ und quantitativ die gleichen Trainingseffekte auf wie bei jungen Menschen. Aufgrund der häufig niedrigeren Ausgangswerte bei Älteren können die prozentualen Leistungssteigerungen sogar größer ausfallen (vgl. HOLLMANN 1993). • Ein 12wöchiges Krafttraining der Hauptmuskelgruppen führte bei Männern zu einem durchschnittlichen Kraftzuwachs von 66,1%, bei Frauen von 72,2% (vgl. DUPLER/ CORTES 1993). • Bei regelmäßig krafttrainierenden Alterssportlern können Haltungsverfall und Folgebeschwerden weitgehend vermieden werden. • In zahlreichen Studien konnte festgestellt werden, daß Kraftleistungen bis ins höchste Alter wesentlich gesteigert und der Abfall der Kraft in viel geringerem Umfang und mit starker Verzögerung eintrat.
Körpergewicht	• Das Körpergewicht Inaktiver stieg zwischen dem 40. und 60. Lebensjahr durchschnittlich von 72.4 auf 81,5kg an, bei Sporttreibenden lediglich von 71,2 auf 75,9kg (vgl. PROKOP 1983).
Beweglichkeit	• Die Beweglichkeit kann durch Übung bis ins hohe Alter verbessert werden. Sportler sind in jeder Altersstufe beweglicher als Nichtsportler. Wird die Beweglichkeit nicht geschult, läßt sie mit zunehmendem Alter stark nach.
Koordination	• Die Qualität der Koordinationsfähigkeit kann durch Training im Alter auf hohem bis höchstem Niveau gehalten werden. Dies beweisen z. B. die Leistungen von Musikern in hohem Alter.

Organsystem/ Fähigkeit	Positive Aspekte körperlicher Aktivität im Altersgang
Gehirn	Sportliche Aktivität im Alter unterstützt die Gehirntätigkeit durch verbesserte Blutzirkulation und den Anstieg des Adrenalinspiegels (vgl. BORTZ 1990, BUSKIES 1986).
Alltagsbewältigung	Die persönliche Unabhängigkeit und das Spektrum zwischenmenschlicher Kontakte wird durch Erhalt der körperlichen Leistungsfähigkeit unterstützt. Alltagshandlungen (Treppensteigen, Einkaufen, ...) fallen leichter, Altersunfällen wird vorgebeugt.
Risikofaktoren, Erkrankungen	Die Anzahl und die Intensität von Risikofaktoren und typischen Alterserkrankungen sind bei körperlich aktiven, älteren Menschen wesentlich geringer als bei Inaktiven. Auftretende Beschwerden werden besser kompensiert.
Lebenszufriedenheit, Lebensqualität	Sportliche Aktivität hat eine emotional stabilisierende Wirkung, steigert das Selbstbewußtsein, reduziert Hemmungen, Apathie, Depressivität. Unmittelbar nach dem Training erleben 75% der Sporttreibenden positive Befindlichkeitsveränderungen. Sie fühlen sich entspannter, tatkräftiger, besser gelaunt und weniger nervös, niedergeschlagen und energielos (vgl. BREHM 1987). Insgesamt bewerten aktive ältere Menschen das subjektive individuelle Wohlbefinden, die Zufriedenheit und die Lebensqualität wesentlich höher als inaktive Personen.

Tab. 10: Leistungssteigerungen bei körperlich aktiven Personen im Altersgang.

Erfolgreiches Altern

Altern ist ein Prozeß, der mit der Empfängnis beginnt und sich über das ganze Leben erstreckt. Bereits im Verhalten der werdenden Mutter (Rauchen, Alkohol oder verantwortungsbewußtes Gesundheitsverhalten) werden unterschiedliche Voraussetzungen geschaffen. Später kann der einzelne seinen Alterungsprozeß in erheblichem Maße selbst verändern und gestalten, so daß wir im Alter alle die Früchte oder die Sünden unseres vorangegangenen Verhaltens ernten. Somit muß Altern als Lebensleistung begriffen werden, die nicht erst im Rentenalter beginnt (vgl. MEUSEL 1990).

Für ein optimales Altern sind folgende Voraussetzungen entscheidend:

- Gute genetische Grundlagen, wie möglichst wenige vererbte genetische Defekte und Schädigungen sowie langfristig gut funktionierende Gen-Reparatursysteme (vgl. HÖHN 1994).
- Vermeidung von Risikoverhalten, Früherkennung von Beschwerden und Krankheiten, konsequente Wiederherstellung (Rehabilitation) nach Erkrankungen und Verletzungen, Linderung und Kompensation chronischer Beschwerden und Hinausschieben irreversibler Erkrankungen auf einen möglichst kurzen Lebensabschnitt (komprimierte Morbidität).
- Aufrechterhalten der sozialen Kontakte und der psychischen Gesundheit (Erfolgserlebnisse, Selbstvertrauen, Spaß).
- Gesundheitsorientiertem Training kommt beim erfolgreichen Altern eine Schlüsselrolle zu. Es erhält die Leistungsfähigkeit, so daß die körperlichen Anforderungen des Alltags bis ins höchste Alter selbständig erfüllt werden können. Es trägt dazu bei, Risikofaktoren zu meiden, Beschwerden zu verhindern oder zu reduzieren. Es macht Spaß, stärkt das Selbstbewußtsein und fördert zwischenmenschliche Beziehungen.

Ein wichtiges Kriterium für erfolgreiches Altern ist das Aktivieren und optimale Ausnutzen der persönlichen Kapazitätsreserven auf körperlichem, geistigem, emotionalem und sozialem Gebiet. Das systematische Ausschöpfen der eigenen Kapazitäten bietet in jedem Alter unerwartet große Möglichkeiten und sichert die Selbstbestimmung und die autonome Lebensgestaltung. Wir gewinnen Kontrolle über das eigene Leben, greifen zur Selbsthilfe, anstatt fremde, institutionelle Hilfe zu fordern und ersetzen kurzfristiges, symptomorientiertes Krisenmanagement durch langfristiges, aktives, gesundheitsbewußtes Handeln.

Der positive Kreislauf von körperlicher Aktivität, Leistungserhalt und erfolgreichem Altern

Wenn wir auch unser Erbgut nicht ändern können, so bleiben uns dennoch genügend Einflußmöglichkeiten, um den altersbedingten Abbau der Leistungs-

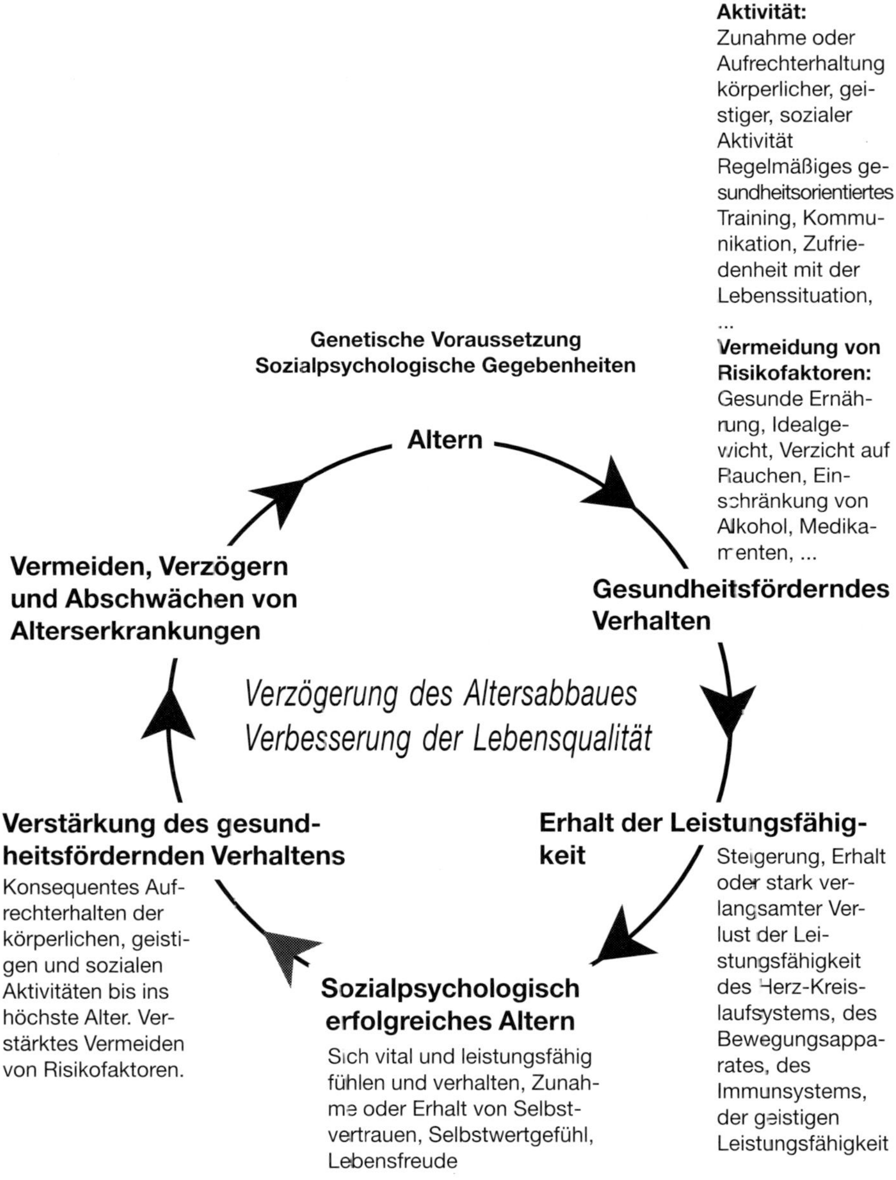

Abb. 25: Der positive Kreislauf der Alterschance.

fähigkeit zu verzögern, Alterskrankheiten zu vermeiden oder abzuschwächen und unsere Lebensqualität zu verbessern. Das Zusammenwirken von gesundheitsförderndem Verhalten und dem Vermeiden von Risikofaktoren setzt die

Dynamik eines Kreislaufs von sich gegenseitig verstärkenden positiven Wirkungen in Gang. Dabei kommt dem konsequenten Aufrechterhalten körperlicher Aktivität und einer gesunden Ernährung entscheidende Bedeutung zu. Bewegung und eine balancierte, kalorienreduzierte Ernährung sind gewissermaßen die „Schlüsselenzyme“ für ein erfolgreiches Altern.

Altern ist eine sich selbst erfüllende Prophezeihung: Sie selbst entscheiden, ob Sie frühzeitig vergreist oder bis ins hohe Alter leistungsfähig, vital und lebensbejahend bleiben (vgl. BORTZ 1990).

3.5 Hinweise zum Training von älteren Menschen

Der im folgenden dargestellte Zielkatalog erfolgreichen Alterns zeigt, daß eine breite Vielfalt körperlicher Aktivitäten sinnvoll ist:

- Kräftigung der großen für Haltung und Bewegung in der Alltagsmotorik erforderlichen Muskelgruppen.
- Erhaltung einer ausreichenden Beweglichkeit in den Gelenken.
- Vielseitiges Training der Koordination, insbesondere des statischen und dynamischen Gleichgewichts, der Reaktionsfähigkeit und der ganzkörperlichen Gewandtheit.
- Regelmäßige Belastung des Herz-Kreislaufsystems durch Ausdauertraining.
- Förderung der Sinneswahrnehmung (insbesondere Hören, Sehen, Tasten, kinästhetische Empfindungen) und kompensatorische Entwicklung ungenutzter Kapazitäten durch Training der Körpererfahrung und Körperkontrolle.
- Verbesserung der Streßtoleranz durch Training der vegetativen Anpassung.
- Regulierung des Stoffwechsels und Kontrolle des Körpergewichts unter Anpassung der Kalorienzufuhr.
- Aktivierung des Immunsystems und Verringerung der Infektanfälligkeit.
- Einbeziehung des motorischen Neulernens in angemessenen Belastungsformen und Dosierungen zur Erhaltung der motorischen Plastizität.
- Erhaltung der sozialen Kommunikation ggf. durch sportliche Betätigung in einer Gruppe (vgl. MEUSEL 1990).

- Vor Neuaufnahme eines Trainings bzw. Wiederaufnahme nach längerer Trainingsunterbrechung sollte ein internistischer und orthopädischer Check durchgeführt werden. Für regelmäßig Trainierende ist jährlich bzw. alle 2 Jahre eine sportmedizinische Untersuchung empfehlenswert. Liegen ärztlicherseits keine Bedenken vor, so sind die Risiken bei einem individuell abgestimmten und richtig dosierten Fitnesstraining vernachlässigbar gering.
- Ausdauer, Kraft, Beweglichkeit und Koordination sind in jedem Lebensalter trainierbar. Es ist also nie zu spät, mit einem Training zu beginnen.
- Ein richtig durchgeführtes körperliches Training besitzt eine Fülle positiver Effekte z.B. auf das Herz-Kreislauf- und Immunsystem, den Stütz- und Bewegungsapparat sowie das allgemeine Wohlbefinden.
- Neueinsteiger sollten sich zunächst einem Fitnessclub, Verein o.ä. anschließen, in denen das Training kompetent angeleitet wird.
- Nur ein regelmäßiges Training (mindestens 1-2mal pro Woche) ermöglicht physiologisch wünschenswerte Anpassungserscheinungen.

Da mehr als 50% aller Alterssportler ihr Training selbständig organisieren, sind die folgenden Praxisbeispiele für ein individuelles Training, auch zu Hause, angelegt.

3.6 Ausdauertraining

Wer möchte nicht auch im fortgeschrittenen Lebensalter noch vital sein und einen leistungsstarken Kreislauf besitzen? Die Möglichkeit hierzu steht offen, sie ist aber nicht zum "Nulltarif", d.h. ohne regelmäßige gezielte Beanspruchung des Herz-Kreislaufsystems, zu haben. Bereits ab dem 30. Lebensjahr muß zunehmend mit Leistungseinbußen und degenerativen Herz-Kreislaufveränderungen gerechnet werden. Mit fortschreitender Arteriosklerose - also einer Einengung des Gefäßdurchmessers und einer Verhärtung der Arterienwand - nehmen die Risiken von Angina pectoris, Herzinfarkt, Schlaganfall, Durchblutungsstörungen z.B. der Beine etc. zu. Durch ein richtig durchgeführtes Ausdauertraining können Sie Ihre Leistungsfähigkeit weitgehend bis ins hohe Lebensalter erhalten und vielfältige gesundheitlich wünschenswerte

Effekte erreichen. Neben der Abschwächung zahlreicher für die Entstehung degenerativer Herz-Kreislauferkrankungen verantwortlicher Risikofaktoren wie z.B. erhöhter Blutfettspiegel, Bewegungsmangel, Übergewicht, erhöhter Blutdruck oder Streß, der Ökonomisierung der Herzarbeit und der Steigerung der Leistungsfähigkeit des Herzens, können auch die Auswirkungen vorhandener degenerativer Koronarerkrankungen teilweise kompensiert werden, da ein eventuell drohendes Mißverhältnis zwischen Sauerstoffbedarf und -angebot im Herzmuskel erst bei einer höheren Belastung auftritt (vgl. HOLLMANN et al. 1983). Darüber hinaus werden dem Ausdauertraining positive Einflüsse auf die Psyche (Streßabbau, Verbesserung des Wohlbefindens) und eine Stärkung des Immunsystems (Tumorprophylaxe) zugeschrieben. Durch ein adäquates Training gelingt es, den Alterungsprozeß aus funktioneller Sicht zu verzögern.

Trainingshinweise zum Ausdauertraining

- Die Palette der Ausdauersportarten ist ausgesprochen vielfältig. Hierzu gehören z.B.: Laufen, Radfahren, Schwimmen, Skilanglauf, Walking, (Berg-) Wandern und ein Training an verschiedenen Ausdauertrainingsgeräten wie Stepper, Ruder- oder Drehkurbelergometer.
- Der Dauerlauf gewährleistet unter den Ausdauersportarten bei einem Minimum an Belastungs- und Zeitaufwand ein Optimum an wünschenswerten Anpassungserscheinungen. Es treten in bezug auf die Sauerstoffaufnahme einerseits die geringsten Übersäuerungen (Laktatwerte) auf, andererseits erhöht sich hier während der Belastung der systolische Blutdruck nur sehr gering (vgl. HOLLMANN et al. 1983). Stark Übergewichtige bzw. Personen mit orthopädischen Problemen, z.B. im Bereich der Hüft- oder Kniegelenke, sollten jedoch eher eine Belastungsform wählen, bei der das Körpergewicht den Bewegungsapparat nicht belastet und wie beim Fahrradfahren vom Trainingsgerät bzw. beim Schwimmen vom Wasser getragen wird.
- Ein Minimalprogramm zur Erzielung gesundheitlich positiver physiologischer Effekte liegt bei ca. 60 Minuten pro Woche, ein Optimalprogramm bei ca. 3-4 Stunden.
- Ein dreimal wöchentlich durchgeführtes Training über 20 Minuten ist effektiver als ein einmal pro Woche absolviertes 60minütiges Training, da die Abstände zwischen den Trainingseinheiten kleiner sind, und somit die Beanspruchung des Organismus wieder früher erfolgt.

- Beginnen Sie Ihre Dauerbelastung in den ersten 5-8 Minuten grundsätzlich mit einer geringeren Belastungsintensität (subjektives Belastungsempfinden sehr leicht bis leicht), damit das Herz-Kreislaufsystem genügend Zeit hat, sich auf die Belastung einzustellen.
- Bei hohen Außentemperaturen und hoher Luftfeuchtigkeit von mehr als 80-85% sollte kein intensives Ausdauertraining durchgeführt werden (vgl. HOLLMANN et al. 1983). Liegen hohe Ozonwerte vor, sollten Sie das Ausdauertraining in die frühen Morgenstunden bzw. den späten Abend oder in geschlossene Räume (z. B. Fahrradergometertraining) verlegen.
- Trainieren Sie so, daß Sie vor allem immer auch Spaß an Ihrem Training haben und sich auf die nächste Trainingseinheit freuen können.

Steuerung der Belastungsintensität

Eine entscheidende Größe bei der Trainingsgestaltung stellt die Wahl der richtigen Belastungsintensität dar. Tab. 12 gibt Aufschluß über die verschiedenen Möglichkeiten der Intensitätssteuerung (vgl. Band 2 Kapitel Ausdauertraining).

Möglichkeiten zur Dosierung der Belastungsintensität im Alterssport		
Steuerungsparameter	**Laufen**	**Radfahren**
Laktat	bis ca. 3,5 mmol/l	bis ca. 3,5 mmol/l
Pulsfrequenz	KARVONEN - Formel mit 60-70% Intensität je nach Alter und Leistungsfähigkeit. Trainingspulsfrequenz = 190 - Lebensalter ± 3	KARVONEN - Formel mit 60-70% Intensität je nach Alter und Leistungsfähigkeit. Trainingspulsfrequenz = 180 - Lebensalter ± 3
subjektives Belastungsempfinden	leicht leicht bis mittel (mittel)	leicht leicht bis mittel mittel
Atmung	Nasenatmung Ein- und Ausatemaktion auf 8 Schritte (4-Schritt-Atemrhythmus)	Nasenatmung
Motto	"Laufen ohne zu Schnaufen" "Sprechtest"	"Radeln ohne Atemnot" "Sprechtest"
Wohlbefinden	"Sich wohlfühlen"	"Sich wohlfühlen"

Tab. 12: Möglichkeiten der Trainingsintensitätssteuerung beim Ausdauertraining im Alter.

Eine Trainingssteuerung über die **Pulsfrequenz** bietet sich vor allem dann an, wenn ein automatischer Pulsmesser verwendet wird, der direkt die aktuelle Pulsfrequenz anzeigt. Ärztlicherseits festgelegte Pulsobergrenzen müssen eingehalten werden. Die manuelle Bestimmung beinhaltet zahlreiche Probleme und ist weniger empfehlenswert (vgl. Band 2 Kapitel Ausdauertraining).

Die Berechnung der in Tab. 12 angegebenen Trainingspulsfrequenz nach KARVONEN et al. (1957) erfolgt nach folgender Formel (modifiziert):
Trainingspulsfrequenz = Ruhepuls + [(Maximalpuls - Ruhepuls) x Intensität] ± 3 Schläge

- Der Ruhepuls wird nach einer 10minütigen Ruhephase im Liegen oder morgens im Liegen 5 Minuten nach dem Aufwachen bestimmt.

- Der Maximalpuls errechnet sich für das Laufen nach der Formel 220 - ½ Lebensalter; für das Radfahren ergibt sich der maximale Wert bei 220 - Lebensalter.
- Die Belastungsintensität beträgt je nach Leistungsfähigkeit und Alter ca. 60-70%.

Beispiel: Ein 60jähriger Mann hat einen Ruhepuls von 60 Schlägen/min und möchte ein Fahrradergometertraining durchführen.
Trainingspulsfrequenz = 60 + [(160-60) x 60%] ± 3 = 120 ± 3 Schläge/min
Der 60jährige sollte also in diesem Fall sein Fahrradergometertraining in einem Pulsfrequenzbereich von 117 - 123 Schlägen pro Minute durchführen.

Eine sehr gute Möglichkeit der Trainingsintensitätssteuerung stellt das individuelle **subjektive Belastungsempfinden** dar, wobei die Belastungswerte in einer 7stufigen Skala angegeben werden können.
1 = sehr leicht
2 = leicht
3 = leicht bis mittel
4 = mittel
5 = mittel bis schwer
6 = schwer
7 = sehr schwer
Hören Sie während Ihres Ausdauertrainings in sich hinein und belasten Sie sich so, daß Sie die Anstrengung subjektiv als leicht bis mittel empfinden. Wenn Sie sich nach dem Ausdauertraining "kaputt" fühlen, haben Sie mit zu hoher Intensität trainiert. Die Steuerung über das subjektive Belastungsempfinden bietet sich neben dem Laufen und Radfahren auch für andere Ausdauersportarten wie z.B. Walking, (Berg-) Wandern, Schwimmen, Skilanglauf oder beim Training an Ausdauergeräten an.

Zur Festsetzung der individuellen Trainingsintensität kann sehr leicht auch die **Atmung** herangezogen werden. Hierbei hat sich beim Laufen vor allem der sogenannte 4-Schritt-Atemrhythmus bewährt, wobei die Ein- und Ausatemaktion auf 8 Schritten erfolgt (in der Regel 4 Schritte Einatmung, 4 Schritte Ausatmung). Eine weitere gute Möglichkeit für verschiedene Ausdauersportarten stellt die Nasenatmung dar, wobei hierbei eher eine leichte Intensität erreicht wird (Einatmung durch die Nase, Ausatmung durch den Mund). Sowohl beim 4-Schritt- Atemrhythmus als auch bei der Nasenatmung werden selbstverständlich nicht während der gesamten Trainingszeit die Schritte gezählt bzw. durch die Nase geatmet. Für beide Steuerungskriterien gilt, daß sie lediglich einige Minuten angewendet werden. Anschließend wird nicht mehr auf die Atmung geachtet und der gewählte Intensitätsbereich gefühlsmäßig beibehalten. In gewissen Abständen kann dann ohne Aufwand kontrolliert werden, ob die Belastungsintensität, z.B. die gewählte Laufgeschwindigkeit, noch mittels des 4-Schritt- Atemrhythmus oder die eingestellte Wattzahl am Trainingsgerät noch mit der Nasenatmung durchführbar ist. Ist dies nicht mehr der Fall, kann die Intensität soweit reduziert werden, bis die entsprechende Atmung wieder möglich ist. Beim 4-Schritt-Atemrhythmus und bei der Nasenatmung konnten wir in verschiedenen Studien keine zu intensive Belastung feststellen (vgl. BUSKIES et al. 1992, BUSKIES et al. 1993).

Das subjektive Belastungsempfinden "leicht", der 4-Schritt-Atemrhythmus und die Nasenatmung können vor allem wenig Trainierten und Sportlern empfohlen werden, die längere Ausdauerbelastungen ab 30 Minuten Dauer durchführen wollen.

3.7 Krafttraining

Insbesondere ältere Menschen verbinden mit dem Krafttraining häufig Bilder von muskelbepackten Schwerathleten oder Bodybuildern, die mit Hanteln oder an Kraftmaschinen trainieren und können sich ein Krafttraining bestenfalls nur im Zusammenhang mit Hochleistungssport vorstellen. Vor allem für sportabstinente Personen ist es häufig ein neuer Gedanke, daß ein richtig dosiertes Krafttraining keineswegs unbedingt an Maschinen oder mit Hanteln in einem Kraftraum stattfinden muß. Zudem bringt Krafttraining über den Nutzen im Sport hinaus viele Vorteile unabhängig vom Alter mit sich (vgl. Band 1 Krafttraining).

Die Muskelmasse nimmt vom 20. - 70. Lebensjahr um ca. 30 - 40% ab (vgl. HOLLMANN / HETTINGER 1990). Mit der Reduktion der Muskulatur geht auch ein erheblicher Kraftverlust einher, der mit zunehmendem Alter mit gravierenden Nachteilen für die Gesundheit und Lebensqualität verbunden sein kann. Rückenbeschwerden und Haltungsprobleme, Osteoporose, erhöhte

Sturz- und Verletzungsgefahr aufgrund fehlender Muskelkraft zur Durchführung von Abfang- und Ausgleichsbewegungen, Einschränkung der körperlichen Leistungsfähigkeit bei Alltagsarbeiten und Verlust an Selbständigkeit, wenn alltägliche Dinge wie Treppensteigen, Haus- und Gartenarbeit, das Tragen von Lasten (z.B. Getränkekasten) Mühe bereiten, sind nur einige der Probleme, die im Zusammenhang mit der reduzierten muskulären Leistungsfähigkeit im Alter auftreten.

Zudem wird mit zunehmendem Alter häufig eine Gewichtszunahme beobachtet (= Mehrbelastung für den Bewegungsapparat). Die Beanspruchung sowohl des Stütz- und Bewegungsapparates als auch des Herz-Kreislaufsystems nimmt also stetig durch die wachsende Diskrepanz zwischen Gewichtszunahme einerseits und Muskelkraftabnahme andererseits zu. Auch die Durchführung eines aus internistischer Sicht wünschenswerten Ausdauertrainings zur Prävention degenerativer Herz- Kreislauferkrankungen ist ohne ein Mindestmaß an Kraft nicht möglich.

Ein regelmäßig durchgeführtes Krafttraining verhindert einerseits bis ins hohe Alter die Kraftverluste, andererseits können durch ein gezieltes Krafttraining nach jahrelanger körperlicher Inaktivität z.B. bei sitzenden Tätigkeiten ohne sportlichen Ausgleich noch erhebliche Kraftzuwächse erreicht werden. Bei der Kraft gilt wie bei den anderen motorischen Fähigkeiten auch, daß sie in allen Altersstufen trainierbar und ein Einstieg mit einem individuell angepaßten Programm immer möglich ist. Allerdings ist vor allem bei Neueinsteigern oder bei einer Wiederaufnahme der "Bewegungs-" und "Sportkarriere" eine internistische und orthopädische "Bestandsaufnahme" angezeigt.

Gefahren im Krafttraining

Gefährdungsmöglichkeiten können bei unsachgemäßen Krafttraining sowohl im internistischen als auch im orthopädischen Bereich liegen.
Aus internistischer Sicht liegen Gefahren vor allem bei längerandauernden statischen Kraftbeanspruchungen (Haltearbeit) vor, die häufig mit Preßatmung und hohen Blutdruckspitzen verbunden sind. Bei älteren Menschen muß mit dem Vorliegen degenerativer Herz-Kreislaufveränderungen gerechnet werden, die dem einzelnen Sporttreibenden häufig unbekannt sind. Wie eigene Untersuchungen zeigen, kann der **systolische Blutdruck** auch bei nicht bis zur

vollständigen Ermüdung durchgeführten Belastungen beim Krafttraining erheblich ansteigen (vgl. BUSKIES et al. 1994). Da der Sauerstoffbedarf des Herzmuskels aber im wesentlichen aus dem Produkt von Herzfrequenz und systolischem Blutdruck bestimmt ist, kann es beim Vorliegen einer Koronarinsuffizienz, die auf einem Mißverhältnis zwischen Sauerstoffangebot und -bedarf im Herzmuskel beruht, zu Herzrhythmusstörungen oder im Extremfall zu einem Angina pectoris - Anfall kommen (vgl. HOLLMANN et al. 1982). Bluthochdruckpatienten (Hypertoniker) oder Personen mit stark eingeschränkter Herz-Kreislauffähigkeit bzw. koronarer Herzkrankheit sollten ein Krafttraining aufgrund der hier auftretenden hohen Blutdruckwerte nur in Abstimmung mit einem kompetenten Arzt durchführen.

Die **Preßatmung** tritt häufig bei statischen und / oder sehr intensiven Belastungen auf. Hierbei steigt der Druck im Brust- und Bauchraum stark an, so daß der Rückfluß des Blutes aus dem Kopf-, Arm- und Beinbereich zum Herzen nicht mehr gewährleistet ist. Dadurch wird die Durchblutung des Herzmuskels selbst, sowie die Menge Blut, die vom Herzen zur Versorgung des Körpers pro Zeit ausgepumt wird, deutlich reduziert (im Extremfall fast um die Hälfte). Es kann zu einer mangelnden Sauerstoffversorgung z. B. des Gehirns oder des Herzmuskels kommen, was mit einer erheblichen gesundheitlichen Gefährdung verbunden sein kann (z. B. Kollapszustände, Herzrhythmusstörungen - vgl. HOLLMANN et al. 1983). Darüber hinaus kommt es durch Preßatmung im Krafttraining zu erheblichen negativen Belastungen der Beckenbodenmuskulatur (vgl. 3.11 Inkontinenz - Beckenbodenschule).

Aus orthopädischer Sicht sind vor allem akute Überlastungen, verursacht durch zu hohe Belastungsintensitäten oder falsche Übungsausführung und - weniger gravierend, aber doch zum Teil sehr störend, der Muskelkater - erwähnenswert. Überlastungen können durch eine geeignete Übungsauswahl, eine korrekte Bewegungstechnik und Belastungsserien, die nicht bis zur letzten Wiederholung durchgeführt werden (= sanftes Krafttraining), weitgehend vermieden werden.

Beim **Muskelkater** handelt es sich um kleinste Verletzungen (sog. Mikrotraumen) in der Muskelfaser. Die betroffenen Muskeln sind (meist erst am nächsten Tag nach der Belastung) hart und steif, empfindlich bei Druck, schmerzhaft bei jedem Bewegungsversuch und nicht mehr in der Lage, die volle Kraft zu entwickeln. Muskelkater tritt vor allem bei folgenden Situationen auf:

1. Körperliche Beanspruchung nach langer Pause oder erstmalige Aufnahme eines Trainings.
2. Ungewohnte bzw. neue Bewegungen (Belastungen) auch bei regelmäßig Sporttreibenden.
3. Ausgesprochen intensive Belastungen bei bereits beherrschten Bewegungsabläufen z.B. nach einer sprunghaften Steigerung der Belastungsintensität im Training.
4. Nach exzentrischen (negativen) Belastungen.

Die größte Spannung entwickelt der Muskel bei dynamisch exzentrischer Arbeit, d.h. wenn der aktive Muskel durch große äußere Kräfte gedehnt wird. Die exzentrische Kontraktion tritt beim Abbremsen von Bewegungen auf, z.B. beim Bergabgehen/-laufen, Treppe hinuntergehen oder während der Landung beim Hüpfen oder Springen. Bei den genannten Beispielen wird die beschleunigte Körpermasse von Muskeln (z.B. der Oberschenkelvorderseite) abgebremst, die der Dehnung durch aktive Kontraktion Widerstand entgegensetzen. Die Kraft der einzelnen Muskelfaser ist bei exzentrischer Arbeit größer als bei konzentrischer. Somit ist es möglich, eine vergleichbare Belastung bei negativer Arbeit mit dem Einsatz von weniger Muskelfasern zu bewältigen, mit der Konsequenz, daß die einzelnen Muskelfasern bei exzentrischer Kontraktion eine erhöhte Spannung aufweisen. Das Auftreten von Muskelkater auch bei vergleichsweise leichten ungewohnten Beanspruchungen beruht primär auf einer schlechten intramuskulären Koordination (Nerv-Muskel-Zusammenspiel in einem einzelnen Muskel innerhalb eines gezielten Bewegungsablaufes). Der Muskelfasereinsatz ist nicht wie bei geübten Bewegungen optimal koordiniert. Daher kommt es bei einigen Muskelfasern zu hohen Spannungsspitzen, was wiederum zu mechanischen Schädigungen führen kann (vgl. BÖNING 1987).

Aber warum wird im Augenblick der Belastung kein Schmerz verspürt, sondern erst Stunden oder einen Tag später? Der Grund liegt darin, daß die Schmerzrezeptoren nicht in der Muskelfaser selbst, sondern außerhalb im umliegenden Bindegewebe liegen. Die Spaltprodukte bzw. schmerzauslösenden Stoffe können die Schmerzrezeptoren somit erst nach ihrem Austritt aus der Muskelfaser reizen oder dadurch, daß aufgrund des veränderten Zellmilieus Flüssigkeit in die Zelle (Muskelfaser) einströmt. Dies führt zu Schwellungen der Muskulatur (lokalen Ödemen), wodurch sich die Durchblutung verschlechtert, was ebenfalls Schmerzen verursachen kann. Beide Vorgänge brauchen jedoch Zeit. Zudem führt der beim Muskelkater entstehende Muskelschmerz zu einer harten verspannten Muskulatur, was wiederum eine verringerte Durchblutung nach sich zieht und den Schmerz verstärken kann (vgl. BÖNING 1987). Die mechanische Zerstörung selbst setzt die Kontraktionskraft herab. Nach 4-6 Tagen zeigt sich wieder ein normaler Befund. Der Muskelkater ist ohne bleibende Folgen vollständig ausgeheilt.

Für die Prophylaxe (Vorbeugung) des Muskelkaters ergeben sich folgende Konsequenzen:

1. Bei Aufnahme einer sportlichen Aktivität, sowie nach längeren Trainingspausen und beim Erlernen neuer Bewegungen muß die Belastung vorsichtig gesteigert werden, d.h. es sollte ohne übertriebenen Ehrgeiz begonnen werden. Die Skelettmuskelfaser hat dadurch genügend Zeit zur Adaptation (Anpassung) an die erhöhten Spannungen. Die Koordination verbessert sich durch Übung schnell, so daß Muskelkater nach 2 - 3 Trainingseinheiten bei weiterer vorsichtiger Belastungssteigerung kaum noch zu erwarten ist.
2. Auch regelmäßig Sporttreibende sollten ungewohnte Bewegungen mit geringer Intensität und Wiederholungszahl beginnen und nach und nach steigern. Die gilt insbesondere dann, wenn es sich um eine exzentrische Arbeit handelt.
3. Langsame kontinuierliche Steigerung der Intensität im Freizeitbereich (keine großen Sprünge der Belastungsintensität).
4. Sorgfältiges Aufwärmen vor jeder sportlichen Aktivität.

Tritt dennoch Muskelkater auf, so läßt sich der natürliche Heilungsprozeß nur schwer beschleunigen. Vorsichtiges passives Dehnen (z.B. sanftes Stretching), Lockerungsübungen, Wärmeanwendungen wie heiße Bäder und Sauna sowie eine leichte positive Arbeit (z.B. Radfahren bei Muskelkater im Oberschenkel oder Schwimmen im warmen Wasser) können lindernd wirken, da sich die erhöhte Durchblutung und die entsprechend verbesserte Ver- und Entsorgung des Muskels positiv auf den Reparaturvorgang auswirkt und die Verkrampfungen gelindert werden.

Trainingshinweise

Um die Möglichkeiten des Krafttrainings unter Vermeidung von Gefahrenmomenten zu nutzen, beachten Sie bitte folgende **Trainingshinweise** (vgl. auch Band 1 Krafttraining):

- Führen Sie den einzelnen Satz (= Serie = mehrere Wiederholungen einer Übung ohne Pause) nicht bis zur letztmöglichen Wiederholung durch, sondern beenden Sie den Satz, wenn Sie das Gefühl haben, die Belastung ist mittel bzw. mittel bis schwer (aber nicht sehr schwer!).
- Erleichtern oder erschweren Sie die Übung so, daß Sie dieses Gefühl bei ca. 15 - 20 Wiederholungen in einem Satz haben. Je nach Trainingszustand werden 1 - 5 Sätze pro Übung durchgeführt. Die Pausendauer richtet sich nach dem individuellen subjektiven Belastungsempfinden.
- Halten Sie die Spannung bei statischen Übungen (Halteübungen) ca. 5 - 10 Sek. bei mehrmaliger Durchführung.
- Vermeiden Sie Preßatmung. Versuchen Sie regelmäßig zu atmen. Atmen Sie beim Überwinden des Gewichts aus und beim Nachlassen ein.
- Brechen Sie bei Schmerzen oder Verkrampfungen die Übung ab. Wählen Sie eine niedrigere Belastungsintensität oder wechseln Sie die Übung.
- Führen Sie alle Übungen ruhig, konzentriert und mit korrekter Technik durch.
- Wärmen Sie sich vor dem Krafttraining auf und bauen Sie Dehnübungen für die beanspruchte Muskulatur in das Programm ein. Führen Sie bei jeder Übung den ersten Satz mit leichter Belastung durch (Aufwärmsatz) und steigern Sie erst dann auf Ihre Trainingsintensität.
- Trainieren Sie regelmäßig und steigern Sie die Belastungen allmählich entsprechend dem sich neu entwickelnden Leistungsniveau.

Im folgenden sind jeweils 2 Übungen für die wichtigsten Muskelgruppen aufgeführt, die auch zu Hause durchführbar sind. Weitere Übungen können dem Kapitel Krafttraining Band 1 und den Kapiteln Knie- und Rückentraining aus dem vorliegenden Band entnommen werden.

Übungsprogramm Krafttraining

siehe Seite 101 bis 104

Hals- und Nackenmuskulatur

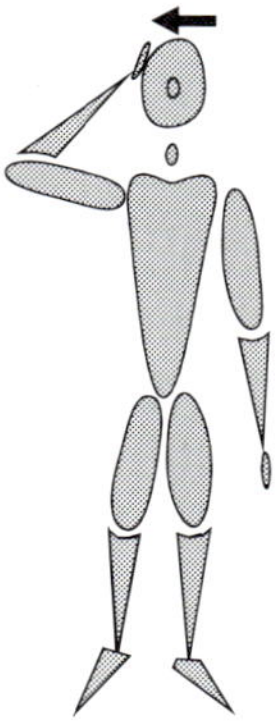

- Kinnspitze etwas zur Brust senken
- Handinnenfläche an die Kopfseite legen - langsam mit dem Kopf gegen den Widerstand der Hand Spannung aufbauen, ohne daß der Kopf zur Seite gelegt wird
- Wechsel andere Seite

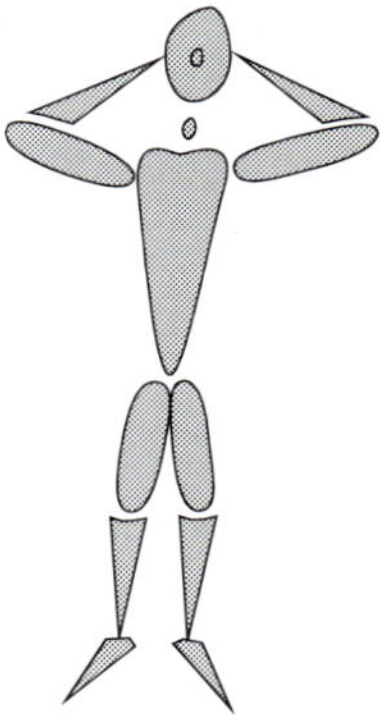

- Hände im Nacken verschränken
- Kinnspitze etwas zur Brust senken
- Mit dem Hinterkopf Widerstand gegen die Hände aufbauen ohne Kopfbewegung

Rückenmuskulatur

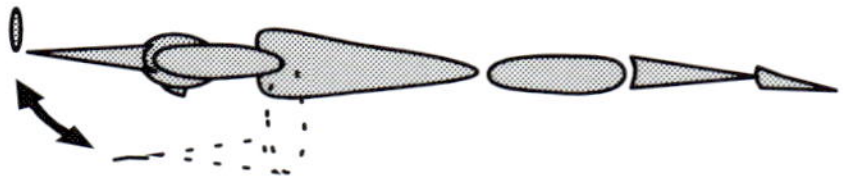

- Bauchlage, Bauch- und Gesäßmuskulatur anspannen
- Regelmäßig atmen
- Kopf in Verlängerung des Rumpfes halten,Blick zum Boden
- Arme vor dem Kopf langsam beugen und strekken, unter der Vorstellung, einen ganz schweren Widerstand nach vorne wegzuschieben (Arme strecken) und dann heranzuziehen (Arme beugen) - Fäuste ballen

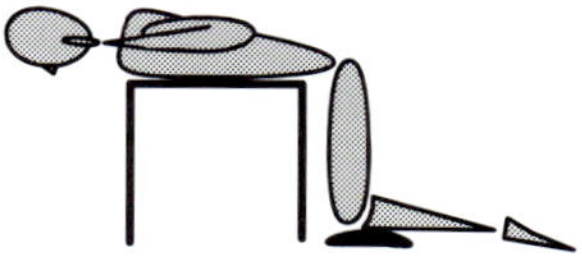

- Vor einem Stuhl knien - Knie mit Kissen unterpolstern
- Rumpf auf der Sitzfläche ablegen, Kopf in Verlängerung des Rumpfes, Blick zum Boden, Arme bilden ein U, wobei die Unterarme parallel zum Oberkörper liegen
- Schulterblätter zusammenziehen und Position halten (statische Übung)

Bauchmuskulatur

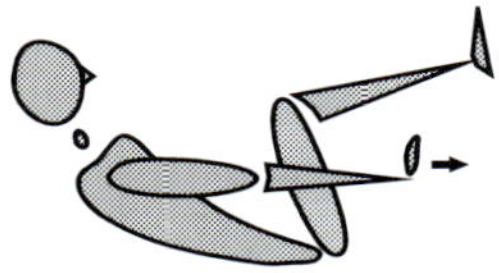

- Wichtigste Übung für die gesamte Bauchmuskulatur
- Kopf und Schulter vom Boden abheben und eine imaginäre Wand mit den Händen wegschieben, Winkel zwischen Rumpf und Oberschenkel < 90°
- Kleine Bewegungsamplitude
- Beim Hochgehen des Oberkörpers ausatmen
- Die Lendenwirbelsäule bleibt am Boden
- **Variationen**: verschiedene Ausgangsstellungen und Armhaltungen - je weiter die Arme nach hinten genommen werden, desto schwerer

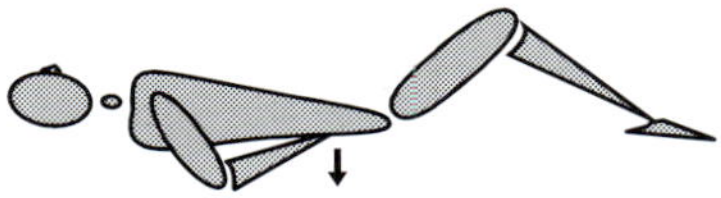

- Statische Übung
- Eine Hand unter die Lendenwirbelsäule legen
- Mit der Ausatmung die Hand durch Anspannung der Bauchmuskulatur in den Boden drücken
- Versuchen, die Anspannungszeit durch eine etwas verlangsamte Ausatmung zu verlängern
- Mit der Einatmung die Spannung lösen
- Diese Übung eignet sich besonders für Personen mit schwacher Bauchmuskulatur oder Personen, bei denen bei der Durchführung von Bauchmuskelübungen in der Rückenlage mit Heben des Oberkörpers Hals- / Nackenbeschwerden auftreten

Arm- und Schultermuskulatur

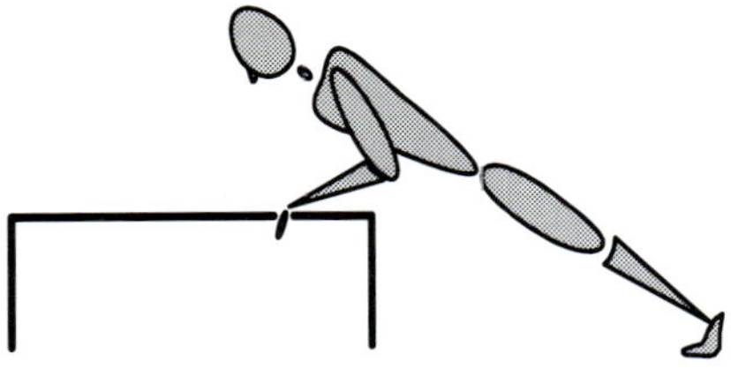

- Schräger Liegestütz auf einer Bank/Tisch
- Körperspannung aufbauen (Körper gerade / steif wie ein Brett)
- Ausatmung beim Strecken der Arme
- **Variationen**: Liegestütz an der Wand oder aus der Kniestellung (leicht), horizontal, mit den Füßen auf einer Erhöhung (schwer)

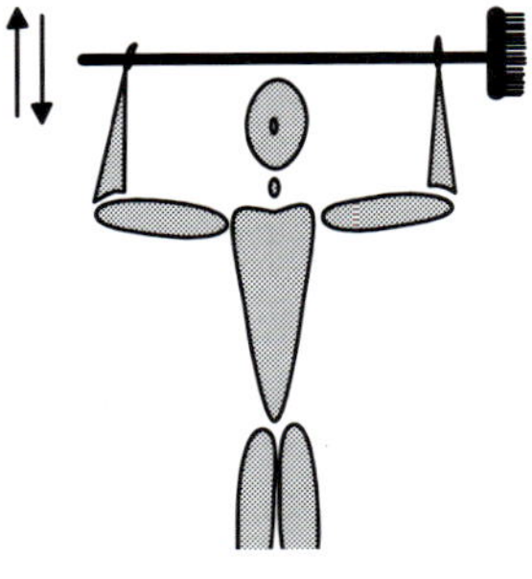

- Im Sitz oder Stand, Oberkörper aufrecht
- Ein Stab (oder z.B. Besenstiel) unter Muskelspannung ganz langsam nach oben schieben mit der Vorstellung, einen ganz schweren Widerstand wegzudrücken, dann in gleicher Weise den Stab wieder zu sich hinziehen, gleichfalls unter der Vorstellung, einen ganz schweren Widerstand zu bewegen

Oberschenkelvorderseite/Gesäß

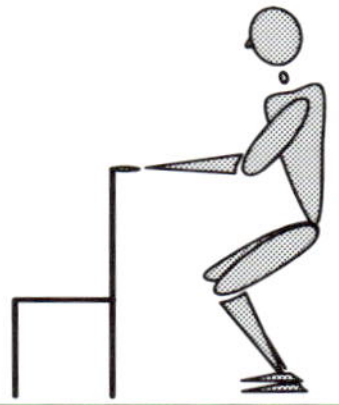

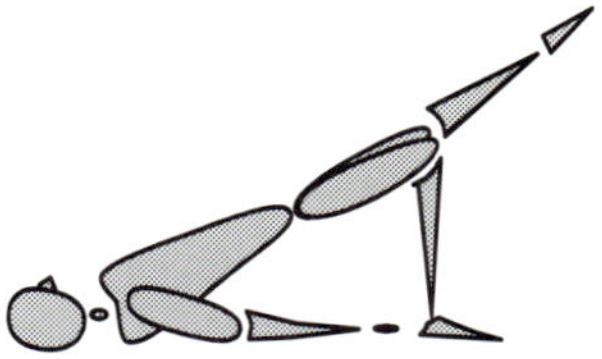

- Mit den Händen festhalten (z.B. Stuhllehne) und beidbeinige Kniebeugen durchführen
- Schulterbreite Fußstellung, Knie über den Füßen (Knie - Fuß - Einstellung)
- Blick geradeaus, Rücken gerade
- Rumpfmuskulatur zur Stabilisierung anspannen
- **Variationen**: Mit reduziertem Gewicht durch Handunterstützung z.B. an der Sprossenwand oder Stuhllehne, unterschiedliche Bewegungsamplituden beim Tiefgehen - am wenigsten belastend ist die ¼ Kniebeuge, allerdings wird auch nur ein kleiner Winkelbereich trainiert, Treppen steigen (z.B. mehrere Stufen auf einmal) (vgl. Kap. Knieschule)

- Rückenlage, Füße ans Gesäß stellen, Gesäß vom Boden heben bis der Körper gestreckt ist
- Gesäßmuskulatur fest anspannen
- **Variationen**: Ein Bein strecken

Oberschenkelrückseite/Gesäß

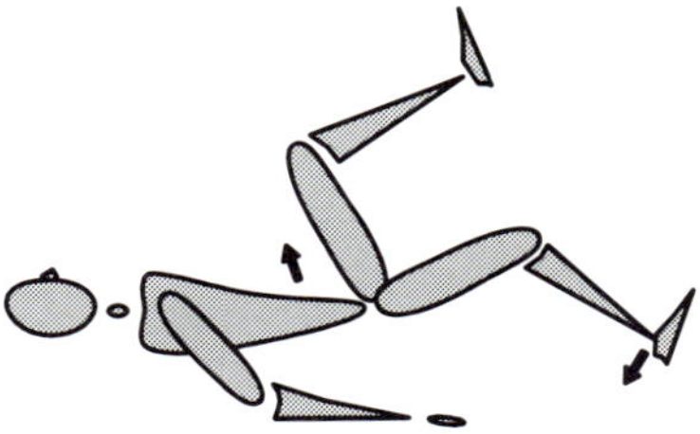

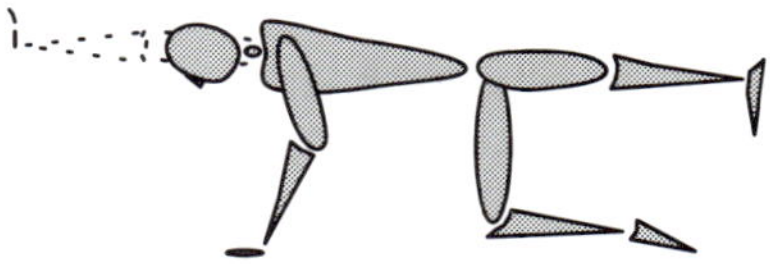

- Rückenlage - ein Knie Richtung Brust ziehen
- Fuß des anderen Beines hochziehen und Ferse in den Boden stemmen, so daß sich die Hüfte einige Zentimeter vom Boden abhebt
- Hüfte heben und senken

- Bankstellung, ein Bein waagrecht nach hinten strecken, Ferse nicht höher als Gesäß, Fußspitze angezogen
- Kopf in Verlängerung des Rumpfes, Blick zur Stützhand
- **Variationen**: Zusätzlich Kräftigung der Rückenmuskulatur durch Streckung des Gegenarmes nach vorn, Fingerspitzen zeigen nach oben

Adduktoren / Abduktoren

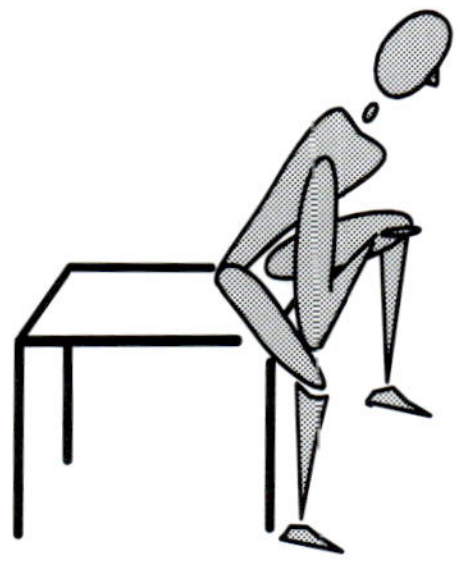

- Sitz - Unterarm zwischen die Knie legen und Knie zusammendrücken
- Rücken gerade
- Statische Übung - regelmäßig atmen

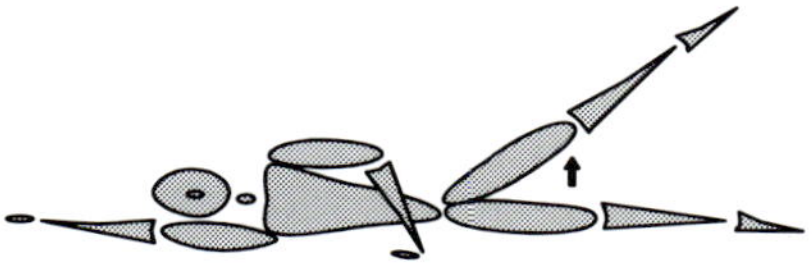

- Seitlage - Hüfte gestreckt
- Oben liegendes Bein nach oben abspreizen, dabei Fußspitze anziehen
- Bein nicht nach außen rotieren, Fußspitze zeigt nach vorne

Wadenmuskulatur

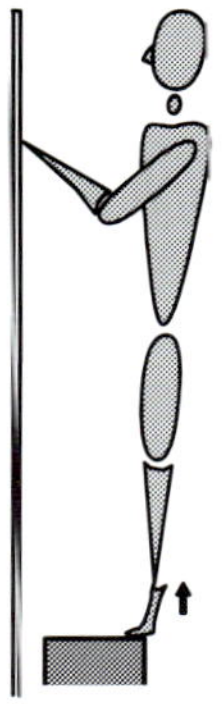

- Stand auf einem kleinen Podest oder einer Stufe, Fersen absenken und den Körper in den Ballenstand heben
- **Variationen:** Beidbeinig - einbeinig, mit Zusatzgewicht

Ganzkörperspannung

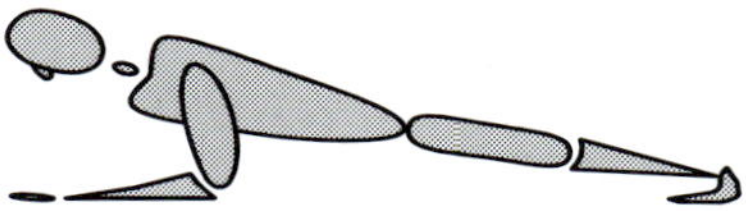

- Halteübung in einer Position
- Auf Unterarme und Fußspitzen stützen, Körper steif wie ein Brett
- Kopf in Verlängerung des Rumpfes, Blick zum Boden
- Vor allem Bauch und Gesäß anspannen
- Regelmäßig atmen
- **Variation:** Seitlich mit Stütz auf einem Unterarm

3.8 Beweglichkeitstraining

Ein Beweglichkeitstraining ist in jeder Altersstufe für Frauen und Männer gleichermaßen sinnvoll und unabhängig von der Leistungsfähigkeit, der sportlichen Vorerfahrung oder dem Körpergewicht, leicht und ohne gesundheitliche Risiken durchzuführen. Hierbei ist zu beachten, daß es nicht auf eine maximale, sondern eine optimale Beweglichkeit ankommt (vgl. Band 1 Beweglichkeitstraining). Im Altersgang kommt es zu einer Abnahme der Muskel- und Sehnenelastizität. Neben der Verbesserung der Beweglichkeit bzw. der Kompensation ihrer altersbedingten Reduktion und einer hiermit verbundenen Leistungssteigerung werden einem richtig durchgeführten Muskeldehntraining u. a. auch noch und entspannende Effekte sowie ein positiver Einfluß auf die Entwicklung des Körpergefühls und das Wohlbefinden zugeschrieben.

Es gibt verschiedene **Methoden** wie Sie Ihre Muskeln dehnen können, wobei sich aus wissenschaftlicher Sicht bisher keine als den anderen eindeutig überlegen herausgestellt hat (vgl. Band 1 Beweglichkeitstraining). Für ältere Menschen, vor allem Personen, die längere Zeit keiner regelmäßigen körperlichen Aktivität nachgegangen sind, bieten sich vor allem die Dauerdehnung und gegebenenfalls die wiederholte Dehnung an, da sie die geringsten Anforderungen an die Körpererfahrung und sportlichen Vorkenntnisse stellen.

METHODE DER DAUERDEHNUNG		
Kurzbeschreibung Einnehmen der Dehnposition, so daß eine deutliche Dehnspannung spürbar ist (=Andehnen). Halten der Dehnposition, Muskulatur entspannen, Ausatmung und Atempause betonen. Wenn das Spannungsgefühl nachläßt, Verstärken der Dehnung und erneutes Halten der Dehnposition (= Nachdehnen). Bleiben Sie mit Ihrer Aufmerksamkeit bei dem zu dehnenden Muskel und versuchen Sie, ihn während der Dehnung bewußt zu entspannen (=bewußt locker lassen).		
Intensität	**Spannungsgefühl** **Bewegungstempo**	Leicht bis mittel, angenehm Halten der Dehnposition
Dauer		Nach subjektivem Empfinden, ca. 20 Sek. Andehnen, ca. 20 Sek. Nachdehnen
Umfang	**Wiederholungen**	1 (-2)
Trainingshäufigkeit		Je nach Trainingsziel bis zu mehrmals täglich

Tab. 13: Methode der Dauerdehnung.

METHODE DER WIEDERHOLTEN DEHNUNG

Kurzbeschreibung
Wiederholtes, geführtes, nicht ruckhaftes, kontrolliertes „Schieben“ in die Dehnposition mit kleiner Bewegungsamplitude und Betonung der Ausatmung. Bei nachlassendem Dehnreiz Bewegungsgrenze weiter hinausschieben. Bleiben Sie mit Ihrer Aufmerksamkeit bei dem zu dehnenden Muskel und versuchen Sie, ihn während der Dehnung bewußt zu entspannen (=bewußt locker lassen).

Intensität	**Spannungsgefühl**	Leicht bis mittel, angenehm
	Bewegungstempo	Kontrolliert, langsam bis zügig, nicht explosiv
Umfang	**Wiederholungen** **Serien**	Nach subjektivem Empfinden, ca. 20 - 30 Wh. 1 (-2)
Trainingshäufigkeit		Je nach Trainingsziel bis zu mehrmals täglich

Tab. 14: Methode der wiederholten Dehnung.

Übungsprogramm Beweglichkeitstraining

Hals - Nackenmuskulatur

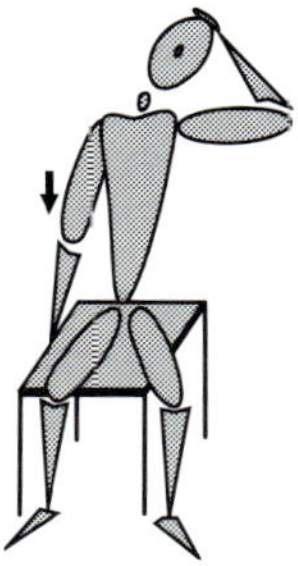

- Im Sitz oder Stand
- Kopf zur Seite neigen
- Eine Hand wird über den Kopf gelegt, so kann der Zug etwas verstärkt werden
- Schulter der Gegenseite aktiv nach unten drücken, ggf. unterstützt durch Griff am Stuhl
- **Variation:** Kinnspitze der zu dehnenden Seite etwas nach oben drehen
- Spüren Sie die Dehnung in der seitlichen Halsmuskulatur und im Nacken

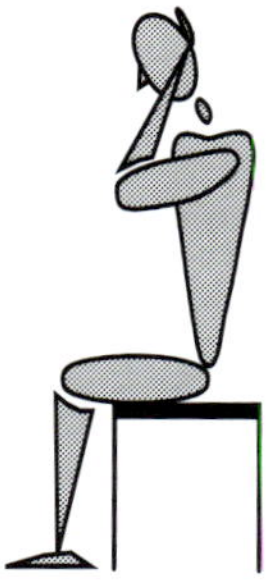

- Im Sitz oder Stand
- Kopf nach vorn neigen
- Die Dehnung kann etwas verstärkt werden, indem die Hände hinter dem Kopf verschränkt werden und leichten Druck auf den Hinterkopf ausüben
- Spüren Sie die Dehnung in der hinteren Hals- und Nackenmuskulatur

Brustmuskulatur

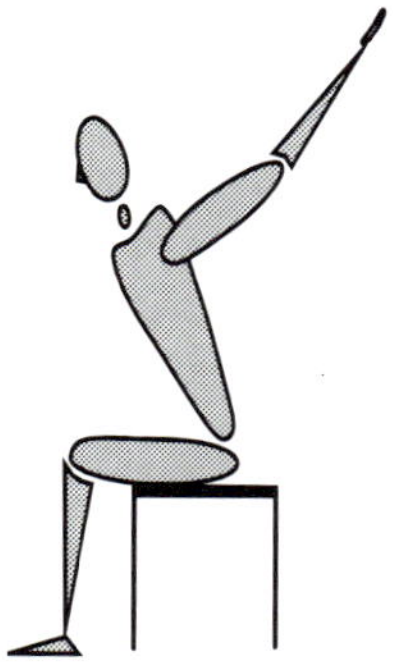

- Im Sitz Arme rück-hoch ziehen, Handflächen zeigen nach oben
- Leicht nach vorne beugen mit geradem Rücken
- Position der Arme variieren: seitlich/schräg - hoch/hoch
- Fühlen Sie die Dehnung der Brust- und die Anspannung der Rückenmuskulatur

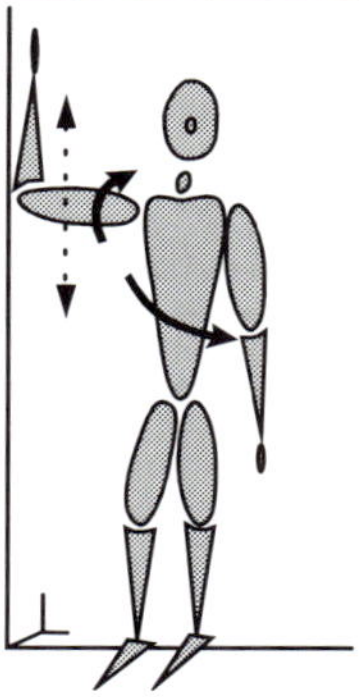

- Oberarm waagrecht, Unterarm und Kleinfingerkante der Hand an einen Türrahmen anlegen
- Drehung des Rumpfes vom Arm weg
- Variation der Griffhöhe
- Spüren Sie die Dehnung in der Brustmuskulatur

Rückenmuskulatur

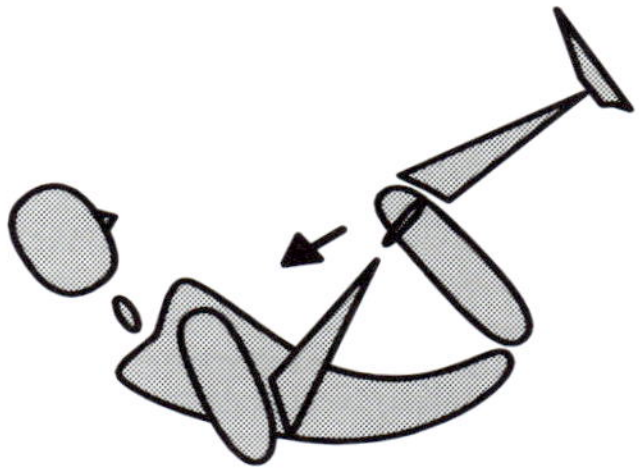

- Rückenlage - Oberschenkel am Rumpf vorbei in Richtung Boden ziehen
- Wirbelsäule ganz rund machen
- Dehnposition halten und entspannt weiteratmen
- Spüren Sie eine leichte Dehnung in der gesamten Rückenmuskulatur
- Zur Verstärkung der Dehnung können Sie durch die Beine an die Fersen greifen und mit leichtem Zug die Knie Richtung Boden drücken

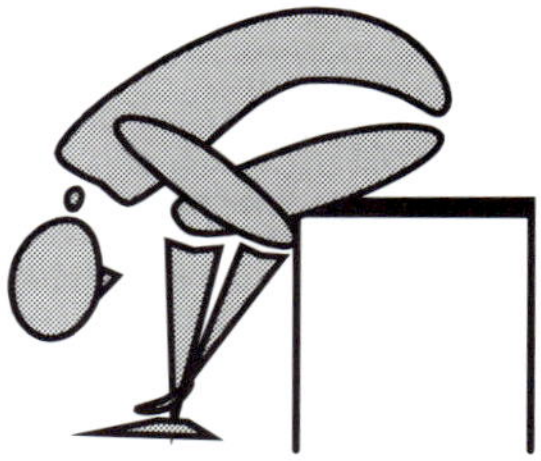

- Sitz auf einem Stuhl
- Oberkörper nach vorne beugen und Rücken ganz rund machen
- Zug der Hände an den Knöcheln kann die Dehnung verstärken
- Beim Aufrichten mit den Händen auf den Oberschenkeln abstützen
- Spüren Sie die Dehnung vor allem im unteren Rücken

Hüftbeugemuskulatur

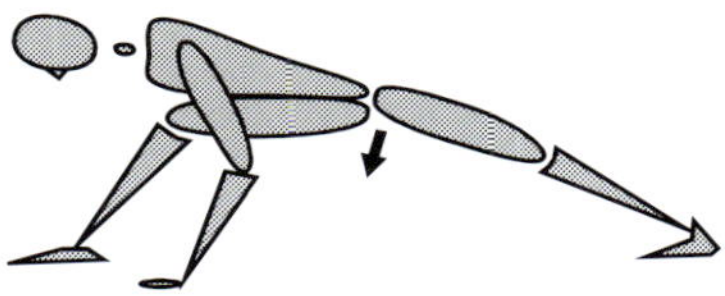

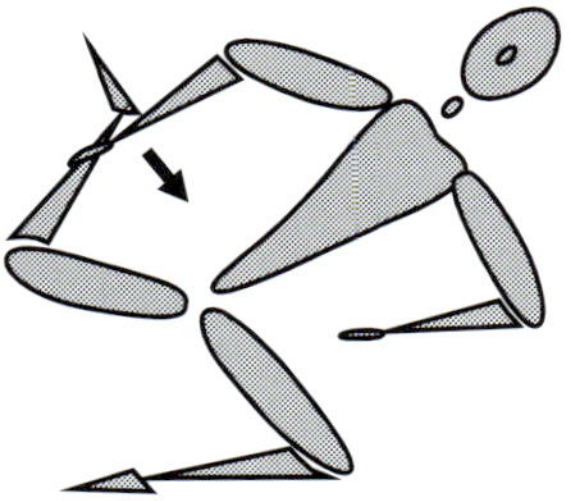

- Im Riesenausfallschritt den Oberkörper auf den Oberschenkel legen; Hände stützen am Boden Hüfte Richtung Boden drücken, hinteres Knie strecken
- Spüren Sie die Dehnung im Hüftbereich

- Seitlage, unteres Bein gebeugt
- Hüfte nach vorne schieben und in Endposition fixieren
- Ferse des oben liegenden Beines Richtung Gesäß ziehen
- Spüren Sie die Dehnung in der Hüfte und der Oberschenkelvorderseite

Oberschenkelrückseite

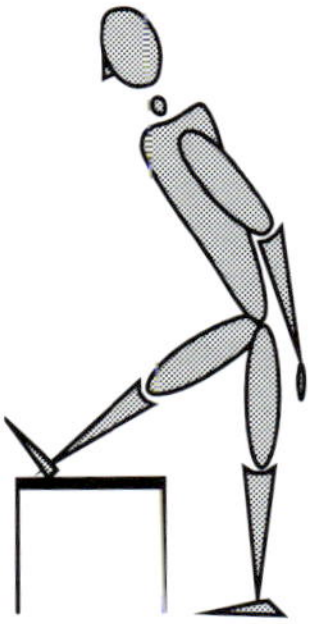

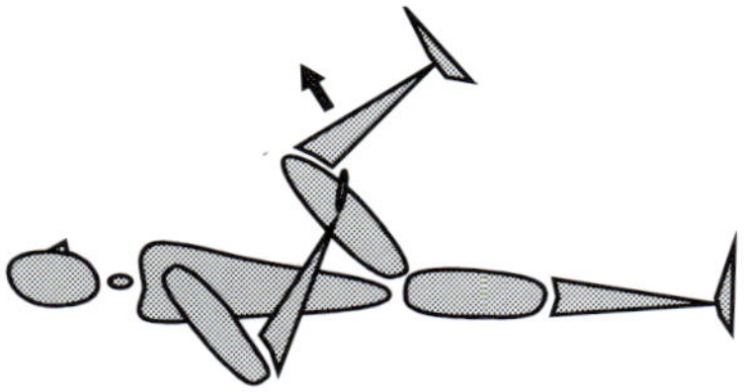

- Fuß mit der Ferse auf eine Erhöhung stellen
- Beckenachse im 90° Winkel zum gestreckten Bein
- Fußspitze nach innen drehen
- Becken nach vorne kippen und Oberkörper mit geradem Rücken in Richtung des zu dehnenden Beines bewegen
- Fühlen Sie die Dehnung in der Oberschenkelrückseite

- Rückenlage - ein Bein bleibt gestreckt am Boden, das andere wird zur Brust gezogen und mit den Händen fixiert
- Ohne den Oberschenkel zu bewegen wird nun versucht, im Kniegelenk soweit wie möglich zu strecken
- Spüren Sie die Dehnung in der Oberschenkelrückseite

Oberschenkelinnenseite	Wadenmuskulatur
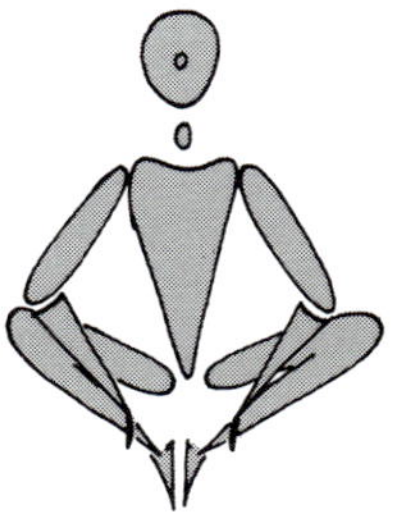	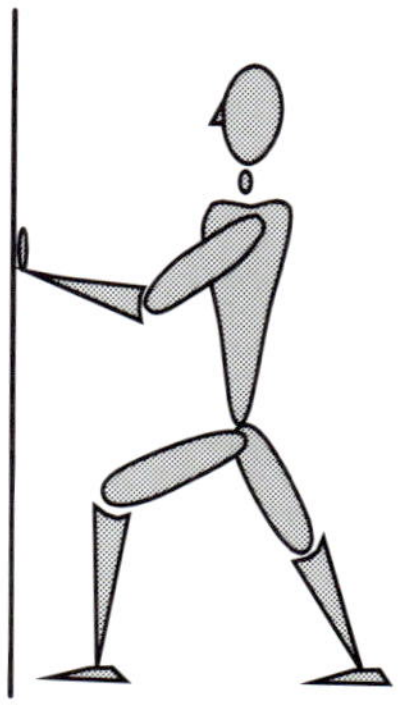
• Aufrechter Sitz, Fersen nah an den Körper, Fußsohlen gegeneinander • Lassen Sie die Knie entspannt nach außen fallen • Spüren Sie die Dehnung an den Innenseiten der Oberschenkel • Verstärken Sie die Dehnung. Drücken Sie die Knie mit den Unterarmen weiter nach außen	• Stütz an einer Wand in Schrittstellung • Die Ferse des hinteren Beines bleibt am Boden Hüfte in Richtung Wand drücken • Spüren Sie die Dehnung in der Wadenmuskulatur (sonst Fuß noch weiter nach hinten setzen) • **Variation:** Das Kniegelenk des hinteren Beines beugen - Knie Richtung Fußspitze schieben. Spüren Sie die Dehnung im Bereich der unteren Wadenmuskulatur und Achillessehne

3.9 Koordinationstraining

Die Koordination, also das Zusammenspiel von Skelettmuskulatur und Zentralnervensystem, spielt bei jeder Bewegung eine Rolle und ist um so bedeutender, je unbekannter und komplizierter der Bewegungsablauf ist. Beim Laufen z.B. muß die Arm- und Beinbewegung koordiniert werden, die Bewegungsrichtung, das Bewegungstempo, die Kraftimpulse usw. so aufeinander abgestimmt werden, daß eine zielgerichtete Bewegungshandlung zustandekommt. Mit fortschreitendem Alter verschlechtert sich langsam die koordinative Lernfähigkeit. So bereitet z.B. das Erlernen neuer Sportarten im Alter mehr Schwierigkeiten als bei jungen Menschen. Bei den motorischen Fähigkeiten Ausdauer, Kraft und Beweglichkeit kann zu jeder Fähigkeit ein sinnvolles konkretes Trainingsprogramm erstellt werden, mit dem es gelingt, den Leistungseinbußen im Alter entgegenzuarbeiten und somit die Gesundheit zu stabilisieren. Für die Verbesserung der Koordination gibt es hingegen kein "allgemein gültiges

Trainingsprogramm", das ältere Menschen durchführen sollten, da sich die Koordination aus sehr vielen Faktoren wie z.B. Gleichgewichts-, Orientierungs-, Reaktions- und Rhythmusfähigkeit zusammensetzt. Die koordinativen Fähigkeiten sind bei dem einzelnen vor allem in Abhängigkeit von seinen Vorerfahrungen sowie seinen Alltags-, Sport- und Freizeitaktivitäten ganz unterschiedlich ausgeprägt und nehmen im Altersgang mehr oder weniger stark ab. Günstig ist es, sich einer Bewegungs- und Sportgruppe im Verein, im Fitness-Studio, an der Volkshochschule o.ä. anzuschließen, denn koordinative Aspekte können in Gruppenaktivitäten wie z.B. Sportspielen sehr gut angesprochen werden.

Mannschafts- und Partnerspiele	Alle Formen von Sport- und Bewegungsspielen (z.B. Tennis, Tischtennis, Badminton, Federball, Frisby, Fußball usw.) sind insbesonders dann zu empfehlen, wenn Vorerfahrungen vorhanden sind.
Individuelle Ballspiele	Zum Beispiel: Werfen und Fangen; einen Ball gegen die Wand werfen, auffangen; Variationen: Werfen, ½ Drehung, auffangen; werfen, klatschen, auffangen; Ball prellen, um den Körper, in Form einer Acht, zwischen den Beinen; mit rechter und linker Hand werfen; Jonglieren mit 3 Bällen erlernen.
Gymnastik, Tanz	Zu Hause individuell auf den Rhythmus unterschiedlicher Musikstücke frei bewegen; Gymnastik mit Musik durchführen; Gesellschaftstanz, Funktionsgymnastik (vgl. Übungen aus den Kapiteln Rücken- und Knietraining, sowie Kraft- und Beweglichkeitstraining), verschiedene Formen der Aerobic.

Abb. 26: Beispiele für die Koordinationsschulung.

Da eine unzureichende Koordination mitbeeinflussend für viele Altersunfälle ist, wobei z.B. Abfangbewegungen auch häufig aufgrund fehlender Muskelkraft nicht mehr effektiv durchgeführt werden, liegt der Schwerpunkt der folgenden Koordinationsübungen im Bereich der Gleichgewichtsschulung. Jeder einzelne muß hier selbst entscheiden, inwieweit er vielleicht einen Teil seiner Trainingszeit Gleichgewichtsaufgaben oder anderen koordinativen Fähigkeiten gezielt widmet.

Übungsprogramm Gleichgewichtsfähigkeit	
Gewichts-verlagerung im beidbeinigen Stand 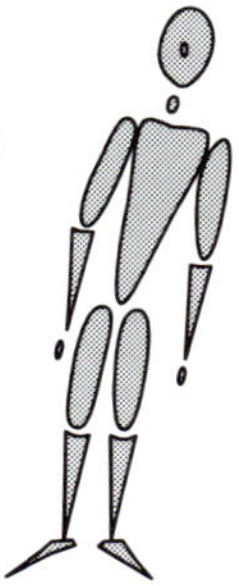	• Schulterbreite Fußstellung • Gewicht im Wechsel nach vorne, nach hinten, zur Seite verlagern, kreisen - versuchen, beide Füße am Boden stehen zu lassen • **Variationen:** • Tempo der Gewichtsverlagerung verändern Veränderung der Unterstützungsfläche (z.B. enge Fußstellung, auf dem ganzen Fuß, auf den Fußballen etc.) • Gewicht langsam so weit verlagern, daß ein Abfangschritt notwendig ist • Mit geschlossenen Augen • Auf verändertem Untergrund (z.B. Stand auf weicher Matte, Kissen, Sand, Matratze etc.)
Einbein-stand 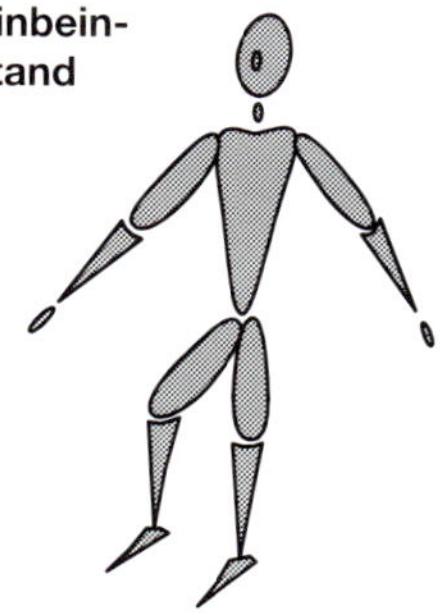	• Stand auf einem Bein, anderes Bein ist abgehoben - erst wenig, dann immer mehr (Beinwechsel) • **Variationen:** • Mit dem Spielbein (abgehobenes Bein) Bewegungen durchführen: Oberschenkel an den Bauch ziehen, Bein nach vorn, hinten, zur Seite führen, Kreise ziehen, Zahlen oder Buchstaben in die Luft schreiben • Versuchen auf dem Standbein zu drehen • Tempo der Spielbeinbewegung verändern • Mit geschlossenen Augen • Auf verändertem Untergrund • Stehen auf einem Bein und Gegenstand aufheben
Balancieren 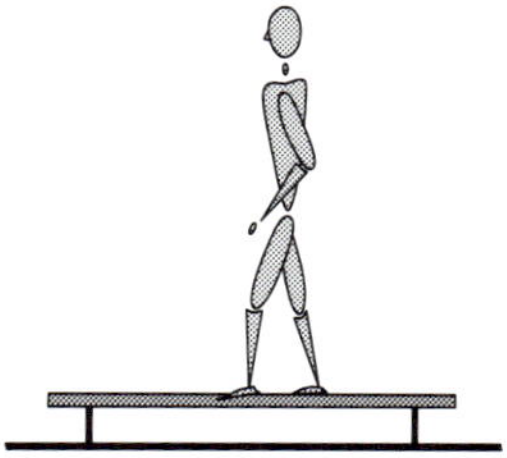	• Gehen auf einer Linie, einer Bank, einer umgedrehten Turnbank, u.ä. • **Variationen:** • Vorwärts, rückwärts, seitwärts, mit halber oder ganzer Drehung, große Schritte/kleine Schritte, Fuß vor Fuß ("Gänsefüßchen"), Ballenstand • Blick von den Füßen lösen • Balancieren mit Zusatzaufgabe - z.B. Ball um Hüfte kreisen, über dem Kopf in einer Hand zur anderen übergeben u. ä. • Balancieren mit Übersteigen von Hindernissen
Sitz auf dem Ball 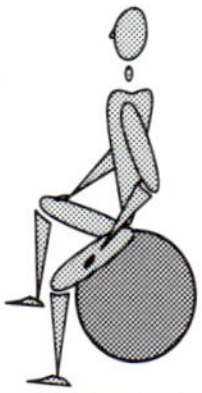	• Aufrechter Sitz auf einem großen Ball (z.B. Pezziball) • Gewichtsverlagerungen nach vorne/hinten/seitlich • **Variationen:** • Hopsen/Federn mit unterschiedlicher Bewegungsamplitude • Mit geschlossenen Augen • Einbeinig z.B. Beine übereinanderschlagen, ein Bein seitlich abheben, ein Knie anziehen

Wenn die Möglichkeit besteht, sollten die vorgestellten Gleichgewichtsübungen barfuß durchgeführt werden, um auch die taktil-kinästhetische Wahrnehmung zu fördern, das Haltungsgefühl zu verbessern und die Fußmuskulatur zu kräftigen. Zur Steigerung des Schwierigkeitsgrades bieten sich folgende Möglichkeiten an, die auch beliebig kombiniert werden können (vgl. Übungsprogramm Gleichgewichtsfähigkeit):

- Verkleinerung der Unterstützungsfläche (z.B. beidbeinig, einbeinig, Fußballen etc.)
- Veränderung des Untergrundes (hart, weich, fest, labil)
- Variation in Bewegungsausmaß und Geschwindigkeit
- Veränderung der optischen Kontrollen (z.B. Blick zum Boden, Blick geradeaus, Augen geschlossen)
- Doppelkoordination - Durchführung von Zusatzaufgaben (z.B. Balancieren und gleichzeitig einen Ball von der linken in die rechte Hand werfen).

3.10 Osteoporose und Sport

Definition und Statistik

Unter Osteoporose versteht man eine Stoffwechselerkrankung der Knochen, die durch eine Abnahme der Knochenmasse und eine Verschlechterung der Architektur des Knochengewebes charakterisiert ist, wodurch es zu einer Abnahme der Knochenstabilität und zu einem erhöhten Knochenbruchrisiko kommt. Man unterscheidet zwischen den primären Osteoporosen, denen keine eindeutige Ursache zugeordnet werden kann, und den sekundären Osteoporosen mit definierter Grunderkrankung. Letztere können z.B. durch Diabetes mellitus oder Störungen der Produktion von Schilddrüsenhormonen hervorgerufen werden (vgl. RINGE 1991). Innerhalb der primären Osteoporosen lassen sich wiederum zwei verschiedene Typen abgrenzen. Die Typ I - Osteoporose (postmenopausale Osteoporose) befällt überwiegend Frauen im Alter von über 60 Jahren, wobei auch eine frühere Erkrankung möglich ist. Sie tritt häufig 8-10 Jahre nach dem Beginn der Wechseljahre auf. Es kommt zumeist zu Einbrüchen von Wirbelkörpern, was sich in der Folge häufig in einem verstärkten Rundrücken äußert. Demgegenüber sind von der Typ II - Osteoporose (senile Osteoporose) auch ca. 30% Männer betroffen. Die Erkrankung tritt meist erst nach dem 65.-70. Lebensjahr auf und befällt neben den Wirbelkörpern auch die Röhrenknochen, wodurch z.B. vermehrt Oberschenkelhalsbrüche hervorgerufen werden können, an denen im Verlauf des ersten Jahres ca. 12-20% der Patienten sterben (vgl. KUNCZIK/RINGE 1994). Das Osteoporoseproblem wird sich aufgrund der Entwicklungstendenz unserer Bevölkerungsstruktur mit einer Erhöhung des Anteils älterer Menschen in unserer Gesellschaft in Zukunft weiter verstärken. Die höhere Lebenserwartung hat zur Folge, daß immer mehr Menschen einem potentiellen Osteoporoserisiko ausgesetzt sind. Gefährdet sind vor allem Frauen, weil bei ihnen mit Eintritt der Menopause die Geschlechtshormonproduktion aussetzt. Aufgrund des höheren Lebensalters steigt die Zahl der gelebten Jahre nach der Menopause gleichfalls an und somit das Erkrankungsrisiko. Rund 80% der Erkrankten sind weiblichen Geschlechts (vgl. KUNCZIK/RINGE 1991), wobei ca. 25-30% aller Frauen nach dem 60. Lebensjahr unter Osteoporose leiden. Bei den 70jährigen sind es bereits knapp 50% (vgl. PLATEN et al. 1995). Die Zahl der Osteoporoseerkrankungen wird in Deutschland auf etwa 5-7 Millionen geschätzt. Als Folgen der Osteoporose ergeben sich für die Betroffenen je nach Ausprägungsgrad chronische Schmerzen, Invalidität, Verlust an Selbständigkeit und eine erhöhte Mortalität.

Risikofaktoren für die Osteoporose

Zu den entscheidenden Risikofaktoren für die Osteoporoseentstehung gehören körperliche Inaktivität (Bewegungsmangel), Hormonmangel (Steroidhormone), Fehlernährung (Calcium- und Vitamin D-Mangel) sowie Nikotin- und Alkoholmißbrauch.

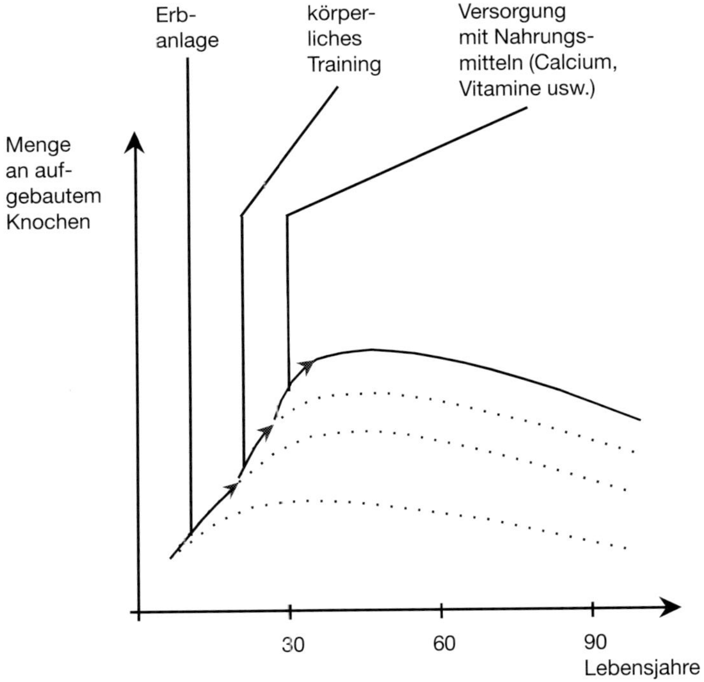

Abb. 27: Einfluß verschiedener Faktoren auf den Knochenaufbau (LAURITZEN/MINNE 1990).

Bedeutung der körperlichen Aktivität

Bei den meisten Formen der Osteoporose ist eine vollständige Heilung nicht möglich, es geht vielmehr darum, einen weiteren Knochenabbau zu verlangsamen bzw. zu verhindern oder, wenn möglich, wieder neue Knochensubstanz aufzubauen.

Die Ziele im präventiven Bereich liegen nach RINGE (1991)
- in der Steigerung der Peak Bone Mass (maximale Spitzenknochenmasse) =juvenile Prävention
- im Erhalt der Peak Bone Mass über möglichst viele Jahre = prämenopausale Prävention (vor den Wechseljahren)
- in der Verminderung des beschleunigten Knochenabbaus = postmenopausale Prävention (nach den Wechseljahren).

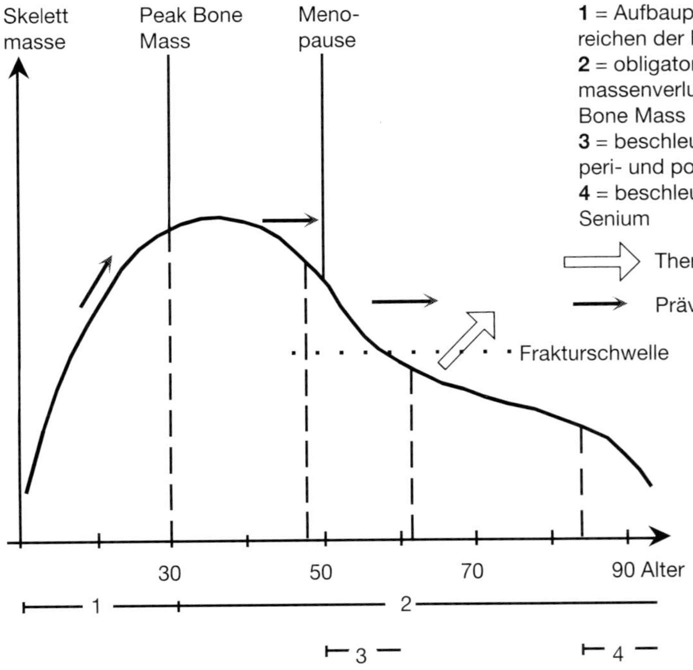

Abb. 28: Verschiedene Phasen des Auf- und Abbaus von Knochenmasse in verschiedenen Lebensabschnitten (modifiziert nach RINGE 1991).

Der in jedem Fall ca. ab dem 35.-40 Lebensjahr eintretende Abbau der Knochenmasse von ca. 0,3 - 1,5% jährlich - bei Frauen nach der Menopause für einen Zeitraum von ca. 8-10 Jahren etwa 2-3% pro Jahr - wirkt sich umso weniger negativ aus, je mehr Knochensubstanz bis zum 30. Lebensjahr aufgebaut worden ist, d.h. je höher die Spitzenknochenmasse ist. In der Prävention kommt einer regelmäßigen körperlichen Belastung sowie der richtigen Ernährung eine zentrale Bedeutung zu. Für den Aufbau der Spitzenknochenmasse sind diese Faktoren bereits im Kindes- und Jugendalter bedeutsam.

Das Skelettsystem bzw. die einzelnen Knochen sind keine toten Strukturen, sondern unterliegen als dynamisches Gewebe ständigen Aufbau-, Abbau- und Umbauprozessen. Vor allem die Schwerkraft und die Muskelkontraktion stellen die wesentlichen mechanischen Kräfte dar, die am Knochen wirken. Besonders wichtig ist dabei die Druckbelastung, die auf den Knochen ausgeübt wird. Fehlen diese mechanischen Belastungsreize, wird Knochenmasse abgebaut. Demgegenüber wirkt eine zunehmende Muskelkraft stimulierend auf die Knochensubstanzneubildung. Vor allem kräftigende Übungen führen zu einer Erhöhung der Knochendichte bei den Knochen, an welchen die betroffenen Muskeln ansetzen (vgl. ALOIA 1981). Im Bereich der Ausdauersportarten ist ein dosiertes Lauftraining aus präventiver Sicht besser geeignet als Radfahren oder Schwimmen, weil bei den letztgenannten Disziplinen weniger Gewichtskraft auf dem Körper lastet. Insgesamt läßt sich feststellen, daß der körperlichen Aktivität bzw. dem Sport sowohl in der Vorbeugung als auch in der Therapie und Rehabilitation der Osteoporose eine entscheidende Bedeutung zukommt.

Für gesunde Menschen ohne Reduktion der Knochenmasse sind folgende Aspekte bedeutsam:

Hinweise für ein präventives Osteoporosetraining

- Die Adaptationen des Skelettsystems finden in jedem Alter statt. Es ist also nie zu spät, mit dem körperlichen Training zu beginnen.
- Eine regelmäßige körperliche Aktivität sowie eine ausreichende Versorgung des Körpers mit Calcium und Vitamin D helfen, in der Jugend maximale Knochenmasse aufzubauen und im Altersgang die Verluste an Knochenmasse möglichst gering zu halten.
- Das Training sollte dem aktuellen Leistungs- und Gesundheitszustand angepaßt sein und vor allem ein breit angelegtes Krafttraining (= Schwerpunkt) und Muskeldehntraining (vgl. Band 1), Ausdauer- und Entspannungstraining (vgl. Band 2) sowie Koordinationstraining (wichtig vor allem auch als Vorbeugung gegen Sturzgefahr) beinhalten (vgl. auch Kap. Rücken- und Knietraining). Die Trainingsinhalte und Übungen können den entsprechenden Kapiteln entnommen werden. Bei bereits vorhandener Reduktion der Knochenmasse (Osteopenie) sollte das Training zunächst unter fachlicher Anleitung bei kontrollierter Bewegungsausführung durchgeführt werden.
- Bei der Auswahl von Sportarten oder Übungen ist das sportart- bzw. übungsspezifische Verletzungsrisiko zu berücksichtigen. Bei Vorliegen einer Osteopenie sollten Sportarten mit erhöhtem Sturz- und Stauchungsrisiko (z.B. Reiten, Geräteturnen, Sportspiele mit Gegnereinwirkung) nur noch bei großer Erfahrung in den jeweiligen Sportarten in dosierter Form durchgeführt werden.

(vgl. PLATEN et al. 1995):

Menschen mit klinisch manifester Osteoporose sollten eine kontrollierte Bewegungstherapie unter medizinischer Anleitung durchführen, um die Alltagsmotorik zu verbessern, die Bewegungssicherheit zu erhöhen und das Sturzrisiko mit Frakturgefahr zu vermindern sowie über die Kräftigung der Haltemuskulatur Fehlhaltungen zu vermindern und langfristig eine Schmerzreduktion zu erzielen.

3.11 Inkontinenz - Beckenbodenschule

Der **Begriff** der Inkontinenz, auch "Blasenschwäche" genannt, leitet sich von dem lateinischen Verb continere = zusammenhalten ab und bedeutet unwillkürlichen Urin- und Stuhlabgang.

Verbreitung
Frauen sind etwa 7 bis 8mal häufiger von Inkontinenz betroffen als Männer, die jedoch keineswegs davon verschont bleiben. Die Harninkontinenz tritt ca. 4mal so häufig auf wie die Stuhlinkontinenz. Inkontinenz ist keineswegs ein seltenes Problem, denn etwa 25-30% aller Frauen in Deutschland leiden darunter, und die Dunkelziffer ist hoch. Mit zunehmendem Alter nimmt die Häufgkeit zu, so daß ca. 65% der über 80jährigen Frauen betroffen sind. Inkontinenz ist einer der häufigsten Gründe für die Einweisung in ein Pflegeheim und geradezu alltäglich in Altersheimen (vgl. DEBUS-THIEDE 1994).

Aus **gesellschaftlicher und menschlicher Sicht** stellt die Inkontinenz für die Betroffenen eine große Minderung der Lebensqualität dar. Aus Scham wird geschwiegen, weil "ein Problem nicht existiert, wenn man nicht darüber spricht" (vgl. GOTVED 1983). Der Leidensdruck, der sich aus dem Teufelskreis von Verheimlichung, Bagatellisierung, Diskriminierung, Demütigung und Verlust an menschlicher Würde ergibt, kann schwerwiegende Folgen haben und von einer nur leichten Beeinträchtigung des Alltagslebens über Depression, soziale Isolierung bis zu einem Wandel des Sexuallebens und zur Berufsaufgabe führen (vgl. HUMPAL/GARTLEY 1990).

Inkontinenzformen und ihre Ursachen

Bei der häufig auftretenden Harninkontinenz werden die Streßinkontinenz und die Dranginkontinenz unterschieden. Seltenere Formen wie z.B. die Reflex- und die Überlaufinkontinenz bleiben hier unbesprochen.

Die Streß- oder Belastungsinkontinenz tritt bei 40-60% der Betroffenen auf. Der Bezeichnung entsprechend kommt es bei Belastungen wie Husten, Niesen, Lachen (Grad I), Heben, Hüpfen oder Treppensteigen (Grad II) oder sogar ohne besondere Belastungen, z.B. im Liegen (Grad III) zu unwillkürlichem Urinverlust. Die Ursachen der weiblichen Inkontinenz liegen vor allem in einer erschlafften Beckenbodenmuskulatur und den damit verbundenen Beeinträchtigungen des Verschlußmechanismus der Blase aufgrund von Geburten, Übergewicht, Unterleibsoperationen und Entzündungen.Weitere Ursachen sind angeborene Bindegewebsschwäche und häufige oder langanhaltende Druckbelastungen des Beckenbodens durch Pressen, chronischen Husten, Verstopfung, schweres Heben und Tragen, gebeugtes Sitzen und langes Stehen.
Die Drang- oder Urgeinkontinenz (engl. urge = Drang) ist durch einen nicht unterdrückbaren Harndrang bei bereits geringer Blasenfüllung charakterisiert. Sie tritt bei 20-40% der inkontinenten Personen auf und ist häufig durch sensorische Störungen bei intaktem Verschlußmechanismus bedingt.

Neben einer unverzichtbaren, genauen ärztlichen Diagnose - wenn Sie sich Ihrem Arzt anvertraut haben, ist der erste wichtige Schritt bereits getan - können Sie Ihren individuellen (In-) Kontinenzstatus durch die beiden folgenden, einfachen **Tests** überprüfen:

- Können Sie während des Miktionsvorgangs (Wasserlassen) den Harnstrahl willkürlich vollständig unterbrechen ?
- Wählen Sie einen Zeitpunkt, an dem Ihre Blase voll ist und ein starker Harndrang besteht. Stellen Sie sich im Badezimmer mit gegrätschten und leicht gebeugten Beinen hin und husten Sie so kräftig Sie können (vgl. GOTVED 1989).

Anatomie des Beckenbodens

Wie der Name sagt, bildet der Beckenboden sozusagen den "Boden" des Bauchraums, dessen “Deckel” das Zwerchfell darstellt. Wie ein Trampolin sind die Muskeln und Sehnenplatten des Beckenbodens zwischen den Beckenknochen verspannt. Als Antischwerkraftmuskeln stützen und tragen sie die Bauchorgane. Der Beckenboden besteht aus einem komplizierten Geflecht zahlreicher Muskeln, die kreuz und quer und schräg so verlaufen, daß die geniale Konstruktion eines “doppelten Bodens” entsteht. In dieses Geflecht sind die ringförmigen Schließmuskeln von Anus, Scheide und Harnröhre eingelagert und mit ihren Funktionen wie Sexualität und Ausscheidung untrennbar mit dem Beckenboden verbunden. Bei Störungen des Beckenbodens, z.B. Erschlaffen der Muskulatur, werden nicht nur seine Stützfunktion, sondern auch Ausscheidung und möglicherweise Sexualität negativ beeinflußt. Aufgrund des großen Durchmessers des weiblichen Beckens, der drei Öffnungen im Beckenboden (Anus, Scheide, Harnröhre) und der besonderen Belastungen bei Schwangerschaft und Geburt, sowie hormoneller Umstellung in den Wechseljahren, ist die Frau in bezug auf den Beckenboden wirklich das “schwache Geschlecht”. Wenn zusätzlich der schwerwiegendste Risikofaktor Untätigkeit und fehlendes funktionelles Training der Beckenbodenmuskulatur hinzukommt, atrophiert die Muskulatur und erschlafft, die reflektorischen und neuromuskulären Funktionen schwinden.

Beckenbodentraining

Inkontinenz ist keineswegs ein unabwendbares hinzunehmendes Schicksal, sondern es stehen durchaus gute präventive und rehabilitative Behandlungsmöglichkeiten zur Verfügung. Nach einer Abklärung der Ursachen kann der Arzt aus dem Spektrum der vorhandenen medikamentösen, operativen, apparativen und verhaltensorientierten Therapieformen die angemessene auswählen. Gute, vielfach noch nicht ausgeschöpfte Möglichkeiten bietet ein funktionelles, kompetent angeleitetes Beckenbodentraining, das z.B. bei Streßinkontinenz in 60-80% aller Fälle zu deutlichen Verbesserungen führt. Die Beckenbodenmuskulatur ist prinzipiell trainierbar wie alle anderen Muskeln auch. Das Problem besteht in den meisten Fällen in Unkenntnis, Hemmungen und Scham, mangelhafter Konsequenz und Motivation der Betroffenen selbst sowie in fehlender fachlicher Anleitung. Die folgenden Ratschläge sollen dazu beitragen, daß Fehler vermieden werden und Ihr aktives Beckenbodentraining erfolgreich gestaltet wird.

- Gehen Sie mit dem Thema Inkontinenz offen um, bringen Sie das versteckte

Leiden ans Licht. Durchbrechen Sie die Tabuzone, die um den Ausscheidungsvorgang gezogen wird. Erwerben Sie Kenntnisse und klären Sie auch andere auf.

- Suchen Sie zu Beginn fachlich kompetente Hilfe und besuchen Sie einen "Beckenbodenkurs". Seien Sie kritisch und berücksichtigen Sie, daß die Beckenbodenfunktion medizinisch-wissenschaftlich bisher nur lückenhaft bearbeitet ist und nicht alle Ärzte und Krankengymnasten darauf spezialisiert sind.
- In unserem Kulturkreis gelten kreisende, kippende Beckenbewegungen häufig als unschicklich. Übungen zur freien Beweglichkeit des Beckens (z.B. Bauchtanz) leisten einen unterstützenden Beitrag zum Beckenbodentraining.
- Die meisten Übungen für den Beckenboden bedürfen intensiver Wahrnehmungsschulung, weil die Anspannung und Entspannung der innenliegenden Beckenbodenmuskulatur von außen nicht sichtbar ist.
- Der Atmung kommt eine Schlüsselrolle beim Beckenbodentraining zu. Bei der Ausatmung entsteht eine positive, entlastende Sogwirkung auf den Beckenboden, beim Einatmen wird der Druck dagegen erhöht. Bei allen Übungen und Alltagsbelastungen soll deshalb der Beckenboden durch Betonung der Ausatmung (bewußt mit fff) entlastet werden. Preßatmung oder Einatmung in der Anstrengungsphase muß vermieden werden.
- Der männliche Beckenboden ist weniger belastet (kleinerer Durchmesser des Beckens, nur zwei Öffnungen, keine Schwangerschaft und Geburt). Dennoch können, insbesondere in Verbindung mit Prostata- und Hämorrhoidenleiden ebenfalls Probleme beim Wasserlassen auftreten, und für Männer ist ein Training der Muskeln des Beckenbodens ebenfalls nützlich.
- Der Beckenboden ist mit den Sexualorganen verbunden. Deshalb kann ein Training dieser Muskeln auch die Sexualität positiv beeinflussen. Die sexuelle Reaktionsfähigkeit und Befriedigung können sich verbessern, und die Kontraktion der Beckenbodenmuskulatur soll einen spürbaren Druck auf den Penis ausüben können (vgl. MILLARD 1992).
- Die Belastungsdosierung soll so gewählt werden, daß sowohl schnelle, kurze als auch langandauernde Muskelkontraktionen durchgeführt werden. Die kurzen Anspannungen können in folgendem Rhythmus erfolgen, den Sie sich selbst vorsagen: Anspannnen - lockern, anspannen - lockern, ... Die längeren Kontraktionen folgen dem Schema: Ausatmen und anspannen - zwei - drei - vier - lösen - Pause, ... Je nach Leistungszustand sind 4-20 schnelle und 2-10 längere Kontraktionen in einer Übungseinheit angebracht. Anfangs er-

müdet die Beckenbodenmuskulatur sehr schnell; steigern Sie die Anzahl der Wiederholungen allmählich, entsprechend Ihrer Leistungszunahme.
- Wichtiger als die erreichte Anzahl ist die Qualität der Muskelanspannung. Wie bei jedem Trainingsprogramm ist die Regelmäßigkeit entscheidend. Am besten üben Sie täglich; dies ist in der Regel leicht möglich, weil Sie Ihr Training jederzeit, überall und unbemerkt von anderen Personen durchführen können, wenn Sie die Grundlagen erlernt haben.
- Erste Erfolge, die sich bereits nach kurzer Zeit einstellen, motivieren Sie dranzubleiben, und auch das Üben selbst macht Spaß und Freude, vor allem in einer Gruppe.

Übungsprogramm Beckenboden

Das Übungsprogramm (vgl. TANZBERGER/MADERSBACHER o. J.) strebt folgende Ziele an:
- Förderung der Durchblutung des Beckenbodens
- Bewußtmachen des Beckenbodens
- Erlernen der isolierten Anspannung der Beckenbodenmuskulatur ohne Beteiligung anderer Muskelgruppen
- Kräftigung der Muskulatur des Beckenbodens in unterschiedlichen Ausgangsstellungen mit zunehmender Belastung und unter Einbeziehung des entlastenden Ausatmens
- Bewußtmachung beckenbodenschonender und -belastender Stellungen und Bewegungen
- Aktiver Einsatz des Beckenbodens in Belastungssituationen des Alltags

Beckenbodentraining

Rückenlage 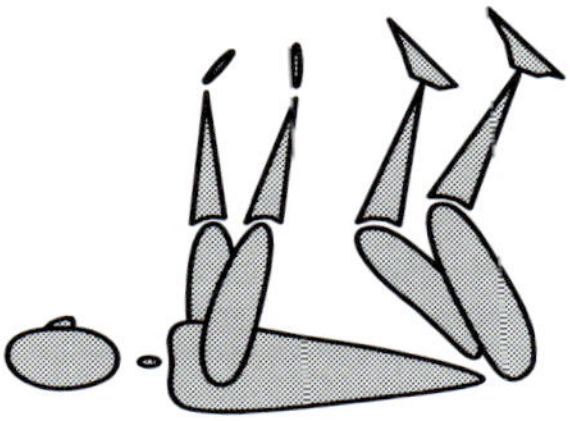	• Rückenlage - Arme und Beine nach oben strecken • Verbesserung der Durchblutung des Venenpolsters des Beckenbodens • Gleichmäßig atmen • Position 3mal 20 Sekunden im Wechsel mit der zweiten Übung "Knie-Ellenbogenstellung" durchführen
Knie-Ellbogenstellung 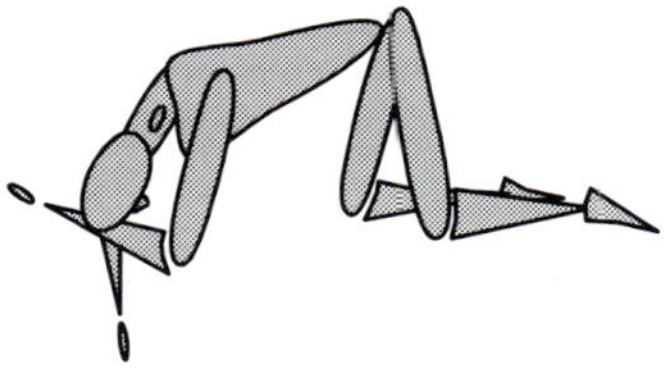	• Knie öffnen, Bauch locker hängen lassen = Entlastungsstellung für den Beckenboden • Beckenboden stimulieren; dabei laut sagen: Brrr, brrr, brrr oder lll-eck, lll-ick, lll-ock, mit explosiver Betonung des -ck • **Variation**: "Malen" Sie mit dem Steißbein einen möglichst langen Strich zwischen Ihren Beinen; gleichmäßig atmen
Bauchlage 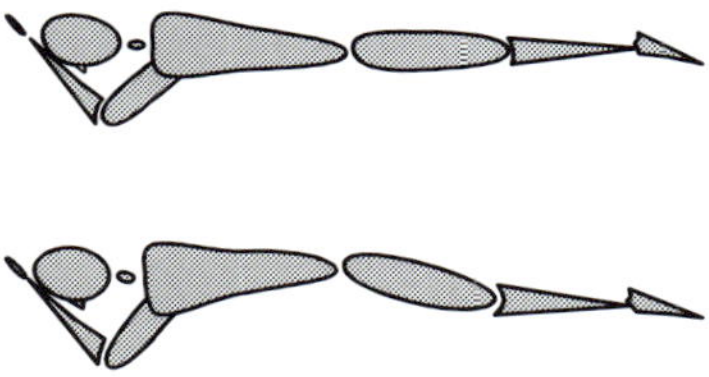	• Mit der Ausatmung auf "fff" Schambein gegen den Boden drücken • Beim Einatmen den Druck lösen • **Variation**: "Der Schwamm" Stellen Sie sich Ihren Beckenboden als vollgesogenen, nassen Schwamm vor. Drücken Sie den Schwamm mehrfach aus. Lassen Sie den Schwamm wieder füllen und drücken Sie ihn erneut aus (Spannung und Entspannung der Beckenbodenmuskulatur)

Beckenbodentraining

Bankstellung 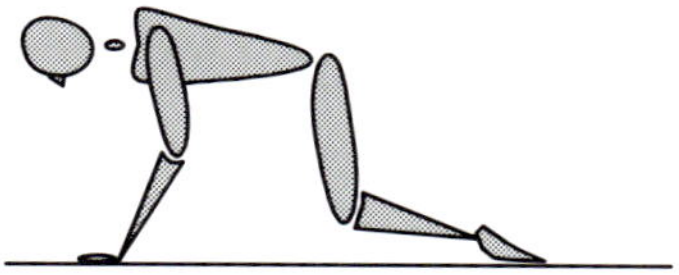	• Ellbogen leicht beugen, Blick zwischen die Hände • Hände und Fußrücken so in den Bodendrücken, daß die Knie sich vom Boden lösen. Die Knie auf- und abbewegen und dabei “wipp, wipp” sagen (Kräftigung der Bauchmuskulatur und Spannungsübertragung auf den Beckenboden)
Sitz auf dem Übungsball 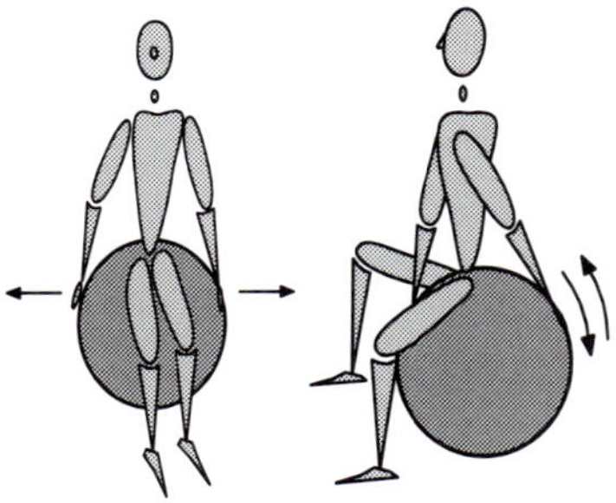	• Die Hände fixieren den Ball vorne und hinten bzw. links und rechts. Versuchen Sie, den Ball durch Beckenbewegungen nach vorne und hinten sowie rechts und links zu rollen. Dabei kommt es zu keiner Rollbewegung des Balles, da dieser von den Händen gebremst wird. Wichtig: Beim Bremsen ausatmen • **Variation**: “Der hüpfende Beckenboden” Sie federn auf dem Übungsball, wobei die Bewegungen zunächst groß, dann zunehmend kleiner werden. Lassen Sie die Bewegung in Ihren Beckenboden übergehen und setzen Sie sie im Inneren fort (kurze Anspannungen und Entspannungen der Beckenbodenmuskulatur)
Sitzen - Stehen - Heben - Bücken 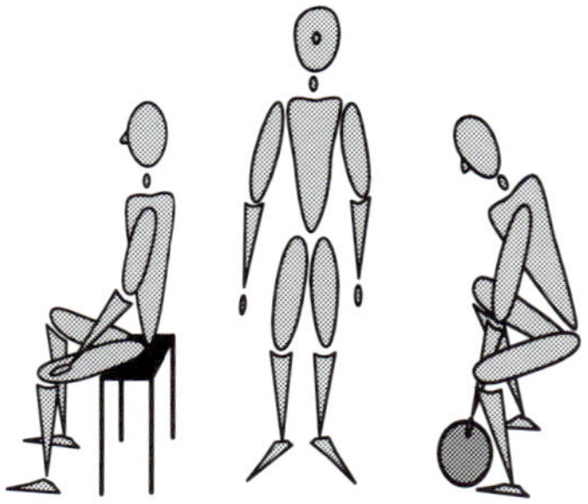	• Beachten Sie das korrekte Alltagsverhalten der Rückenschule (vgl. Kapitel Rückenschule) • Atmen Sie beim Heben bewußt aus. Dadurch entlasten Sie den Beckenboden

3.12 Literatur

ALOIA, J.:
Exercise and Skeletal Health.
In: J. of. the American Geriatrics Society. New York (1981), 104-107.

BIENER, K.:
Sport und Fitness im Alter.
In: Sport Praxis 2 (1992), 50/51.

BOECKH-BEHRENS, W.-U.:
Fit durchs Leben. Krefeld 1988.

BÖNING, D.:
Muskelkater - eine Übersicht über physiologische und morphologische Forschungsergebnisse.
In: RIECKERT, H. (Hrsg.): Sportmedizin-Kursbestimmung, Berlin-Heidelberg New York 1987.

BORTZ, W.:
Use it or lose it.
In: Runners World 25 (1990)8, 54-58.

BREHM, W.:
Kompetent altern mit Sport. In: Zeitschrift für Gerontologie 20 (1987), 336-344.

BUSKIES, W.:
Über das Verhalten des Blutvolumens in Lunge, Herz, Leber, Niere und Gehirn während dosierter Arbeit bei Luft- und Sauerstoffatmung. Konstanz 1986.

BUSKIES, W., KLÄGER, G., RIEDEL, H.:
Möglichkeiten zur Steuerung der Belastungsintensität für ein breitensportlich orientiertes Laufausdauertraining.
In: Deutsche Zeitschrift für Sportmedizin 43 (1992)6, 248 - 260.

BUSKIES, W., LIESNER, K., ZIESCHANG, K.:
Zur Problematik der Steuerung der Belastungsintensität beim Laufausdauertraining älterer Männer.
In: Deutsche Zeitschrift für Sportmedizin 44(1993)12, 568-573.

CONZELMANN, A.:
Zur Entwicklung der Ausdauerleistungsfähigkeit im Alter.
In: Sportwissenschaft 18 (1988), 160-175.

DANNESKIOLD-SAMSOE, B., KOFOD, V., MUNTER, J., GRIMBY, G., SCHNOHR, W., GORRN-JENSEN, S.:
Muscle strength and functional capacity in 78-81 year-old men and women.
In: European Journal of Applied Physiology 52 (1984), 310-314

DEBUS-THIEDE, G.:
Die weibliche Harninkontinenz - Differentialdiagnostik - Therapiemöglichkeiten.
In: Krankengymnastik 46(1994)3, 325-328.

DE MAREES, H.:
Sportphysiologie. Medizin von Heute. Köln 1992.

DULPER, T., CORTES, C.:
Effects of a whole body resistive training regimen in the elderly.
In: Journal for Gerontology (1993)39, 314-319.

GLAZER, W.:
Die Lebensqualität älterer Menschen in Deutschland.
In: Zeitschrift für Gerontologie 25 (1992)3, 137-144.

GOTVED, H.:
Harninkontinenz ist überwindbar. Stuttgart 1983.

HÖHN, H.:
Gene oder Umwelt - Welche Faktoren bestimmen Langlebigkeit und Altern des Menschen?
In: Naturwissenschaftliche Rundschau 47 (1994)12, 453-459.

HOLLMANN, W.:
Altern-Beweglichkeit-Training.
In: Zeitschrift für Gerontologie 26 (1993)1, 8-12.

HOLLMANN, W., HETTINGER, TH.:
Sportmedizin. Arbeits- und Trainingsgrundlagen. Stuttgart 1990.

HOLLMANN, W., LIESEN, H., ROST, R., MADER, A., DUFAUX, B., HECK, H.:
Gefahren im Breitensport, insbesondere für den älteren Menschen, aus internistischer Sicht.
In: Deutsche Zeitschrift für Sportmedizin 33 (1982) 5, 147-150.

HOLLMANN, W., ROST, R., DUFAUX, B., LIESEN, H.:
Prävention und Rehabilitation von Herz-Kreislaufkrankheiten durch körperliches Training. Stuttgart 1983.

HUMPAL, J.J., GARTLEY, CH.B.:
Inkontinenz: Aus menschlicher Sicht.
In: Documenta Geriatrica (1990)1.

ILLHARDT, F.J.:
"Ageism": Vorurteile gegen das Alter.
In: Zeitschrift für Gerontologie 26 (1993)5, 335-338.

KARVONEN, M.; KENTALA, K., MUSTALA, O.:
The Effects of Training on Heart Rate: A Longitudinal Study.
In: Annals of Medicine and Experimental Biology 35 (1957), 307-315.

KRUSE, A.:
Potentiale im Alter.
In: Zeitschrift für Gerontologie 23 (1990)5, 235-245.

KUHLMEY, A.:
Senioren in den neuen Bundesländern.
In Zeitschrift für Gerontologie 24 (1991)1, 45-49.

KUNCZIG, T., RINGE, J.:
Eine Herausforderung für die Zukunft.
In: Mobiles Leben 6 (1994)3, 4-7.

LAGERSTRØM, D., GRAF, J.:
Die richtige Trainingspulsfrequenz beim Ausdauersport.
In: Herz, Sport & Gesundheit 3 (1986), 21-24.

LAURITZEN, C./MINNE, H.:
Osteoporose - wenn Knochen schwinden. Stuttgart 1990.

MEUSEL, H.:
Motorische Aktivität - Gesunde Entwicklung - Erfolgreiches Altern?
In: Zeitschrift für Gerontologie 23 (1990)5, 267-274.

MILLARD, R.J.:
Vom Drang zur Pein - Blasenkontrolle als Selbsthilfe für sie und ihn.
München 1992.

OSWALD, F.:
Das persönliche Altersbild älterer Menschen. In: Zeitschrift für Gerontologie 24 (1991) 5, 276-284.

PLATEN, P., DAMM, F., MARX, K.:
Sport und Osteoporose.
In: Deutsche Zeitschrift für Sportmedizin 46 (1995)5, 267-269.

PROKOP, L.:
Alter und Sport.
In: FORGO, J.: Sportmedizin für alle. Schorndorf 1983.

RINGE, J.:
Osteoporose. Berlin - New York. 1991.

SHARKEY, B.:
Physiology of Fitness.
Champaign, Illinois 1984.

SMITH, E., GILLIGAN, C.:
Osteoporosis, Bone Mineral and Exercise.
In: Physical activity and aging. American Academy of Physical Education Papers Nr.22. Kansas City 1988.

STATISTISCHES BUNDESAMT (Hrsg.):
Datenreport 1992. Bonn 1992.

TANZBERGER, R., MADERSBACHER, H.:
Bewegungsübungen bei Inkontinenz. Parmacia o.J.

WEINECK, J.:
Sportbiologie. Erlangen 1986.

WILMS, K.:
Allgemeinmedizinische Probleme des alternden Menschen.
In: Zeitschrift für Gerontologie 24 (1991) 4, 198-202.

Dr. Loges sportsCARE

Partner des Sports

Für die Folgen der Zivilisation – üppige Ernährung und bewegungsarme Berufstätigkeiten – sind wir unserem Körper einen sportlichen Ausgleich schuldig. Immer mehr Menschen kommen dem nach und erfahren körperliches und seelisches Wohlbefinden durch sportliche Betätigung.

Leistungssport ist aber oft auch eine Gratwanderung zwischen körperlicher Ertüchtigung und gesundheitlichen Risiken. Die verantwortungsvolle sportmedizinische Betreuung hat deshalb stetig an Bedeutung gewonnen:

Bei hohen Trainingsbelastungen müssen Vitamin- und Mineralstoffverluste ausgeglichen, eine geschwächte Immunabwehr gestärkt werden. Trainingseinheiten, Ernährung und Regenerationsphasen sind sorgsam aufeinander abzustimmen.

Dr. Loges sportsCARE bietet dem ambitionierten Sportler moderne, natürliche Präparate zur Leistungssteigerung, zur Vorbeugung und Behandlung von Sportverletzungen sowie Trainings- und Ernährungs-know-how.

Mit *Dr. Loges sportsCARE* geben Sie Ihrem Körper die Chance auf gesunde sportliche Leistung.

Dr. Loges + Co GmbH
Postfach 1262
21412 Winsen
Tel.: 04171-707-0
Fax: 04171-707-100
eMail: info@loges.com
Internet: http://www.loges.com

Dr. Loges

Modernste Arzneimittel auf natürlicher Basis

Der Firmensitz der Dr. Loges + Co. GmbH befindet sich in Winsen an der Luhe, in unmittelbarer Nähe zum Naturpark Lüneburger Heide. Die Naturverbundenheit war dem Unternehmen damit in die Wiege gelegt. Und an diesem Vermächtnis hat sich bis heute nichts geändert.

Ein entscheidender Unternehmensgrundsatz ist es, die Wirkung von Naturarzneien mit modernen wissenschaftlichen Methoden zu erforschen und diese Arzneimittel Therapeuten und Patienten zur Verfügung zu stellen. Im Laufe der Jahre kamen viele Arzneimittel sowohl mit bewährten als auch neuen Wirkstoffen aus der Natur hinzu.

Heute bietet das Unternehmen eine breite Palette von wirksamen und gut verträglichen Arzneimitteln auf pflanzlicher Basis an, zum Beispiel gegen Erkältungskrankheiten, Kopfschmerzen, Rheuma, Durchblutungsstörungen, nervöse Störungen, Schlafstörungen sowie Präparate zur Erhöhung der körperlichen und geistigen Leistungsfähigkeit.

Unsere Vertretungen in den Niederlanden und in Österreich

Niederlande
Artemisz Pharma B.V.
Postbus 154
NL-2810 AD Reeuwijk
Tel.: 0182-395447
Fax: 0182- 396181

Österreich
Vitasan GesmbH
Teichweg 2
A-5400 Hallein
Tel.: 06245-85766
Fax: 06245-85766841

anabol-loges®

Hormonfreier Stoffwechselaktivator

anabol-loges® ist ein hormonfreier Stoffwechselaktivator mit Wirkstoffen aus der Natur: Vitamin E, Magnesium, Kalium, Kieselerde und Johanniskraut.

Diese Bestandteile sind so aufeinander abgestimmt, daß sie sich wechselseitig verstärken. Sie schützen die Muskelzelle während körperlicher Belastung und helfen dem Körper, seine Energie schneller wieder aufzubauen (aufbauender = anaboler Effekt).

Durch diese zellschützenden und aufbauenden Wirkungen erleichtert und verkürzt anabol-loges® meßbar die Erholung nach Trainings- und Wettkampfbelastungen. So werden Muskelschmerzen und muskuläre Ermüdung verringert, der Sportler wird körperlich und geistig schneller wieder fit. Die schnellere Erholungsphase ermöglicht es, das Training früher und intensiver wieder zu beginnen und schafft somit die Grundlage für die individuelle Leistungssteigerung.

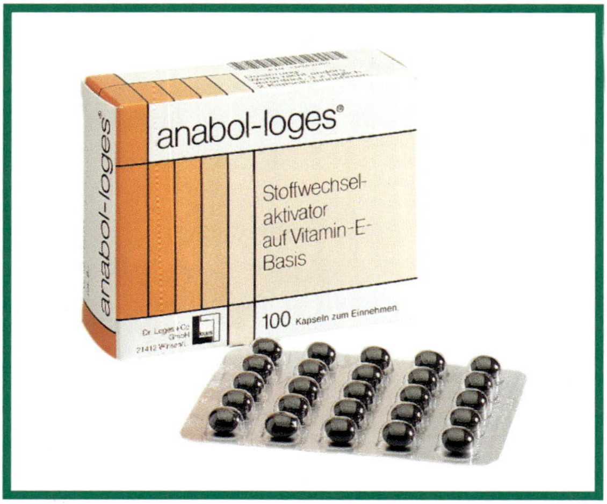

anabol-loges® zur Erhöhung der körperlichen Leistung bei Sportlern, bei neuromuskulärer Verspannung, allgemeinen Erschöpfungszuständen nach psychischen und physischen Leistungsansprüchen. Zu Risiken und Nebenwirkungen lesen Sie die Packungsbeilage und fragen Sie Ihren Arzt oder Apotheker. Packungen mit 100, 200, 500 und 1000 Kapseln (erhältlich nur in Apotheken).

Für alle Altersklassen

Der sportlich aktive Mensch benötigt in erhöhtem Maße Vitamine und Mineralstoffe, denn

- sie erleichtern und verkürzen die Regenerationsphasen nach körperlicher Belastung, und
- sie sind für die Gesundheit von Herz und Blutgefäßen, Muskulatur, Binde- und Stützgewebe verantwortlich.

anabol-loges® schützt vor dem Angriff der sogenannten freien Radikale – äußerst reaktionsfähigen und aggressiven Verbindungen –, die die Körperzellen vor allem bei Belastung schädigen und zerstören können. Dieser Schutzbedarf trifft auf alle Lebensalter zu. So wird der 25-jährige Leistungssportler primär den regenerationsfördernden Nutzen von anabol-loges® sehen. Für den 40- oder 50-jährigen sportlich Aktiven und erst recht für den Alterssportler wird die zellschützende, die gesundheitserhaltende Wirkung in den Vordergrund treten. Denn freie Radikale bilden mit zunehmendem Alter ein erhöhtes Risiko für Herz und Blutgefäße.

anabol-loges® ist sehr gut verträglich. Die volle Wirksamkeit wird bei längerer Einnahmedauer von ca. 8-12 Wochen und adäquater Dosierung erreicht. Die Basisbehandlung erfolgt mit 3 mal 2 Kapseln täglich. In Zeiten hoher Trainingsbelastung und mindestens drei Wochen vor Wettkämpfen wird die Einnahme von 3 mal 4 Kapseln empfohlen.

Ausführliche Informationen zur regenerations- und gesundheitsfördernden Wirkung von anabol-loges® entnehmen Sie bitte der kostenlosen Broschüre *„anabol-loges® - Schlüssel zur verbesserten Regeneration“*. Nutzen Sie bitte die Anforderungskarte auf Seite 15.

arnica-loges® Gel

Erste Hilfe bei Sportverletzungen

Ob Freizeit- oder Leistungssport, der Spaß am Sport wird immer wieder durch schmerzhafte Blessuren getrübt. Sogenannte stumpfe Traumen (Verstauchungen, Zerrungen, Überdehnungen, Prellungen und Quetschungen) sind die häufigsten und alltäglichsten Sportverletzungen. Wenn's passiert, ist es wichtig, die Verletzung sofort zu behandeln. „Zähne zusammenbeißen" hilft nicht. Unbehandelte oder nachlässig behandelte Verletzungen können sich wochenlang hinziehen.

arnica-loges® ist eine kühlende Gel-Zubereitung mit Wirkstoffen aus der Arnikapflanze. Diese lindern Schmerzen, bewirken eine Abnahme der verletzungsbedingten Schwellungen und hemmen die Entzündungen im Gewebe.

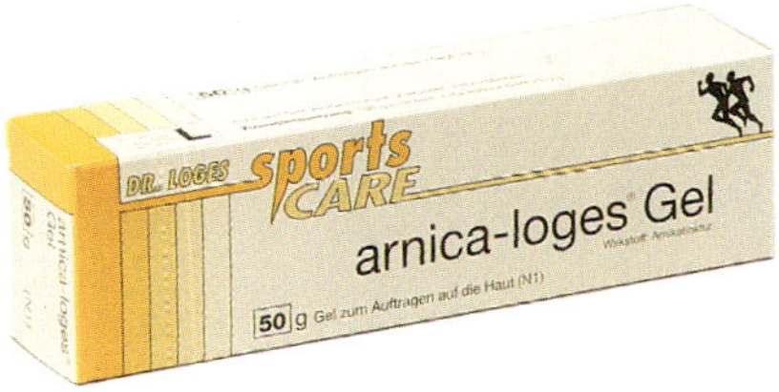

arnica-loges® Gel zur äußeren Anwendung bei Verletzungs- und Unfallfolgen, z.B. Hämatomen, Distorsionen, Prellungen, Quetschungen, Frakturödemen, bei rheumatischen Muskel- und Gelenkbeschwerden; Furunkulose und Entzündungen als Folge von Insektenstichen; Oberflächenphlebitis. Zu Risiken und Nebenwirkungen lesen Sie die Packungsbeilage und fragen Sie Ihren Arzt oder Apotheker. Packungen: Tube mit 50g (N1) (erhältlich nur in Apotheken).

thermo-loges®

WARM UP – Unterstützung mit einer pflanzlichen Einreibung

Die Trainings- und Wettkampfbelastung wird im Anschluß an ein gezieltes Aufwärmtraining subjektiv angenehmer erlebt. Der objektivierbare Nutzen zeigt sich in einer geringeren Verletzungsanfälligkeit und einer geringeren Muskelübersäuerung. Viele Sportler unterstützen ihr WARM-UP mit dem Spezialbalsam thermo-loges®, der zur schnellen Erwärmung und Lockerung der Muskulatur beiträgt.

Die wärmende und muskelentspannende Wirkung von thermo-loges® erklärt sich aus den durchblutungsfördernden Effekten seiner pflanzlichen Inhaltsstoffe. Die Wirkung tritt rasch ein, so daß die Einreibung unmittelbar vor Training und Wettkampf erfolgen sollte.

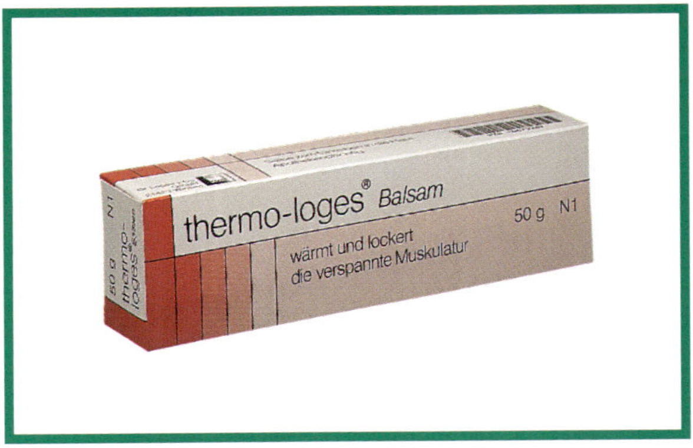

thermo-loges® bei nicht offenen Sportverletzungen wie Prellungen, Zerrungen und Verstauchungen. Myalgien, Ischias, Durchblutungsstörungen, rheumatischen und neuralgischen Beschwerden. Zu Risiken und Nebenwirkungen lesen Sie die Packungsbeilage und fragen Sie Ihren Arzt oder Apotheker. Packungen: Tube mit 50 g (N1) (erhältlich nur in Apotheken).

Cellofit® - Nahrungsergänzung für Sportler

Sportler brauchen mehr...

Wer Sport treibt, fordert von seinem Körper „Sonderleistungen". Diese können jedoch nur unter bestimmten Voraussetzungen erbracht werden. Eine dieser Voraussetzungen heißt „gesunde Ernährung". Denn nur wenn dem Körper ausreichend Vitamine, Mineralstoffe und Spurenelemente zugeführt werden, kann er seine körperliche Leistungsfähigkeit auf hohem Niveau halten und weiter ausbauen.

Nun ist aber für die meisten Sportler die „gesunde Ernährung" mit einem großen Fragezeichen versehen – nicht, weil einem die Bedeutung von Nährstoffen unbekannt wäre, sondern weil man sich heute in höchstem Maße unsicher sein muß, ob denn eine „gesunde Ernährung" für einen Sportler gesund und gut genug ist. Man bedenke nur, daß die Lebensmittel durch nährstoffarme Böden, vorzeitige Ernte, lange Transportwege, industrielle Verarbeitung und Hitzeeinwirkungen erheblich an Vitaminen, Mineralstoffen und Spurenelementen einbüßen können. Auch eine ausgewogene und vollwertige Ernährung führt dem Körper häufig weniger Nährstoffe zu als er tatsächlich benötigt. Für den Sportler kommt erschwerend hinzu, daß er mehr von diesen Stoffen verbraucht und außerdem noch mehr davon ausscheidet (durch den Urin und den Schweiß).

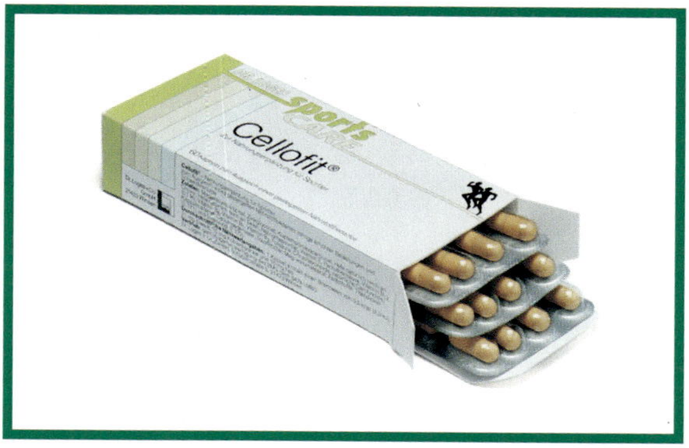

Cellofit® zur Nahrungsergänzung für Sportler. 1 Kapsel enthält: *Mineralstoff:* 50 mg Magnesium; *Spurenelemente:* 1,25 mg Zink; 250 µg Kupfer; 37,5 µg Chrom; 25 µg Selen; *Vitamine:* 50 mg Vitamin C; 9 mg Vitamin E; 3 mg Pantothensäure; 1,5 mg Vitamin B_6; 1,05 mg Vitamin B_1; 0,8 mg Vitamin B_2; 150 µg Folsäure; 1,875 µg Vitamin B_{12}; *Vitaminähnliche natürliche Substanzen:* 25 mg Citrusbioflavonoidkonzentrat; 2,5 mg Carotinoide aus Algen. Packungen mit 60 Kapseln und 120 Kapseln (in Apotheken erhältlich).

....für Gesundheit und Leistung

Ist eine dauerhafte, maximale Leistungsfähigkeit bei stabiler Gesundheit des Körpers das Ziel, muß die Basisernährung sinnvoll ergänzt werden. Genau dafür wurde Cellofit® entwickelt. Cellofit® enthält ausgewählte Mikronährstoffe, die den Organismus des Sportlers unterstützen und schützen: antioxidative und stoffwechselaktive Stoffe für stabile Leistung und dauerhafte Gesundheit.

• Mit Cellofit® werden dem Körper verschiedene Antioxidantien zugeführt – Vitamin E und Vitamin C, das Spurenelement Selen, natürliche Carotinoide und Citrus-Flavonoide. Sie übernehmen auf unterschiedliche Weise die Aufgabe, die Körperzellen vor dem Einwirken aggressiver Substanzen, sogenannter freier Radikale, zu schützen. Weil der Organismus freie Radikale vermehrt unter körperlicher Anstrengung produziert (nämlich immer dann, wenn der Körper zur Energiegewinnung „Brennstoff" verbraucht), sind Sportler, um die Zellen gesund und funktionsfähig zu halten, in höherem Maße auf Antioxidantien angewiesen.

• Mit Cellofit® bekommt der Körper außerdem unverzichtbare stoffwechselaktive Substanzen: die Vitamine B_1, B_2, B_6 und B_{12}, Folsäure, Pantothensäure und die Spurenelemente Zink, Kupfer und Chrom. Sie regulieren auf sehr vielfältige Weise die im Körperinneren ablaufenden Prozesse der Energiebereitstellung und Verwertung von Kohlenhydraten, Fetten und Eiweißen. Einfach ausgedrückt: Mit Cellofit® funktioniert der „Brennstoffnachschub" auch unter erhöhter körperlicher Belastung, womit die Grundvoraussetzung für eine hohe Leistungsfähigkeit erfüllt ist.

Komplett ist Cellofit® schließlich mit dem Sportler-Mineralstoff Magnesium. Dieser sorgt für eine ökonomische Steuerung der Muskelarbeit.

Und so ist Cellofit® keine beliebige Kombination von Mikronährstoffen, sondern ein nach neuestem Kenntnisstand entwickeltes Produkt, das sich an den Bedürfnissen des Sportlers orientiert: Es berücksichtigt den erhöhten Bedarf an speziellen Mikronährstoffen, gleicht die Verluste aus und schafft damit die Grundlage, bei intakter Gesundheit maximale Leistungen zu erreichen!

Ausführliche Informationen entnehmen Sie bitte der kostenlosen Broschüre *„Cellofit®: Für Gesundheit und Leistung"*. Nutzen Sie bitte die Anforderungskarte auf Seite 15.

toxi-loges®

Abwehrkraft für den Athleten

Gerade vor wichtigen sportlichen Ereignissen, während intensiven Trainings, oder in Zeiten unaufschiebbarer beruflicher Verpflichtungen kommt es häufig zu Erkältungen und Infektionen. Ursache ist oftmals ein geschwächtes Immunsystem infolge einer erhöhten körperlichen und/oder geistig-psychischen Belastung.

Pflanzliche Immunstimulantien wie toxi-loges® spielen eine wichtige Rolle, die Immunabwehr in Phasen intensiver Belastung zu stabilisieren. toxi-loges® stärkt das Immunsystem durch eine Stimulierung der körpereigenen Abwehrkräfte.

toxi-loges® vermindert nachweislich die Infektionsanfälligkeit und verkürzt den Krankheitsverlauf von bakteriellen Infektionen und Viruserkrankungen. toxi-loges® eignet sich dadurch in hervorragender Weise zur Stabilisierung des Immunsystems auch im Leistungssport.

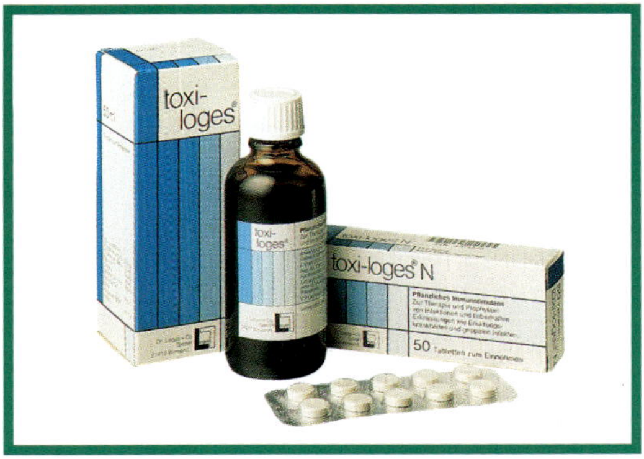

toxi-loges® bei Abwehrschwäche, zur Vorbeugung bei Infektionsgefahr, bei allen Erkältungskrankheiten, bei infektiösen Erkrankungen. Zu Risiken und Nebenwirkungen lesen Sie die Packungsbeilage und fragen Sie Ihren Arzt oder Apotheker. Packungen: Tropfen: 50 ml (N1); 100 ml (N2); toxi-loges® N Tabletten: 30 Stück (N1); 50 Stück (N2); 100 Stück (N3); 200 Stück (erhältlich nur in Apotheken).

Partner des Sports

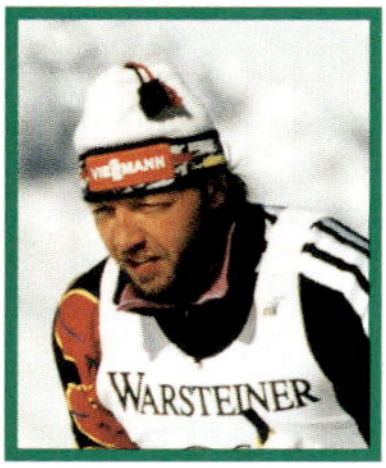

Jochen Behle

Skilangläufer

- *Deutscher Rekordmeister mit 42 Titeln (Einzel- und Staffelmeister)*
- *Zahlreiche Spitzenplazierungen auf internationaler Ebene – Olympische Spiele, Weltmeisterschaften, Weltcup – zwischen 1980 und 1997*

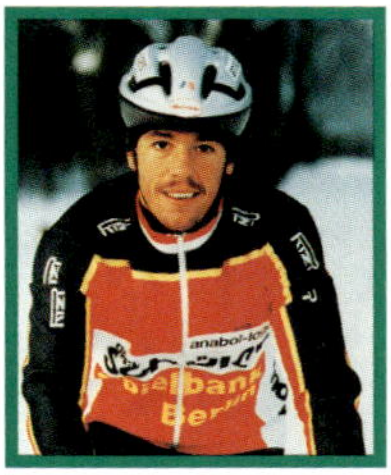

Lutz Lehmann

Radrennfahrer

- *Deutscher Meister Vierer Mannschaftsrennen 1992*
- *WM-Teilnehmer 1993, 1994*
- *Bundesliga-Erster mit dem RSG Frankfurt 1993, 1994*
- *Sieger Köln-Schuld-Frechen 1996*
- *Deutscher Vizemeister Mannschaftsrennen 1997*
- *4. der Niedersachsen-Rundfahrt 1997*

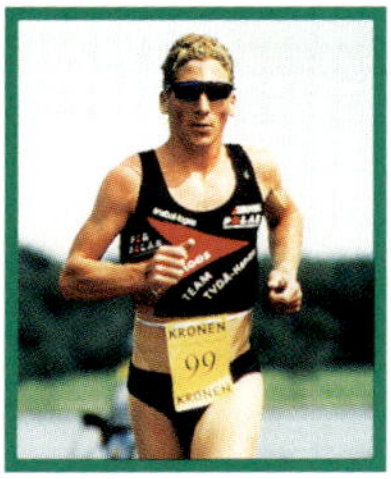

Ralf Eggert

Triathlet

- *Deutscher Meister 1993 und 1994*
- *Zweiter bei der EM 1994*
- *Deutscher Meister Junioren 1991*
- *Dritter bei der WM 1994 und 1995*
- *Weltmeister (Mannschaft) 1995*
- *Dritter bei der EM 1996*
- *Vizeeuropameister (Mannschaft) 1997*

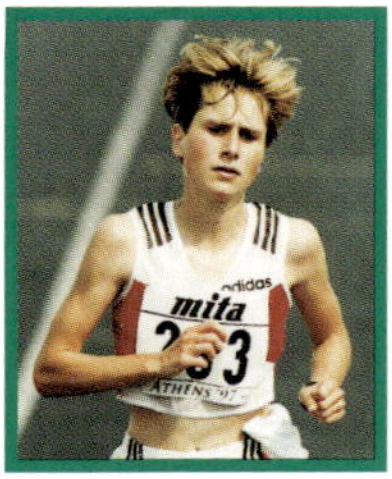

Sonja Oberem

Triathletin und Langstreckenläuferin

- *Deutsche Meisterin Triathlon 1992*
- *Europameisterin Triathlon 1992 und 1994*
- *Siegerin Halbmarathon Schortens 1995 und Berlin 1995*
- *8. Platz Marathon bei der WM 1995*
- *8. Platz Marathon Olympia 1996*
- *7. Platz Marathon bei der WM 1997*
- *Deutsche Meisterin Halbmarathon 1998*

Gesundheitsorientiertes Fitnesstraining

„Fit for Life“

„Gesundheitsorientiertes Fitnesstraining“ vermittelt in drei Bänden den neuesten Stand der Fitnessforschung. Die Autoren, Dozenten an der Universität Bayreuth, sind anerkannte Experten auf dem Gebiet Fitness und Gesundheit. Sie bieten praxisnahe Informationen, konkrete Anleitungen und wollen Sie zu einem gesundheits- und fitnessorientierten Lebensstil motivieren.
Am besten gleich bestellen: Mit der Servicekarte auf Seite 15 können Sie Band 1-3 bestellen. Legen Sie bitte pro Band je 5,- DM in Briefmarken für Bearbeitung und Porto bei.

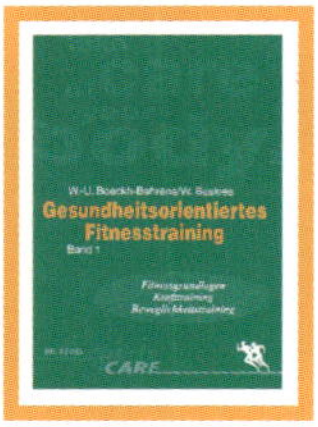

Band 1:
- Fitnessgrundlagen
- Krafttraining
- Beweglichkeitstraining

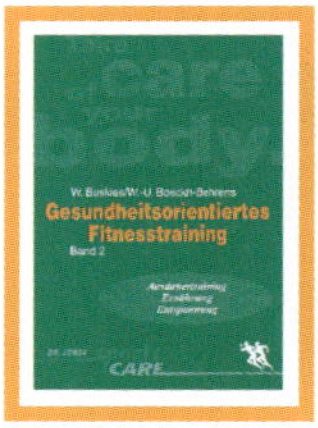

Band 2:
- Ausdauertraining
- Ernährung
- Entspannung

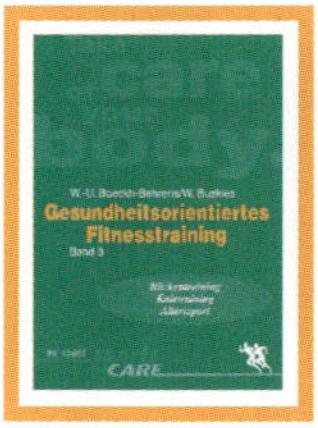

Band 3:
- Rückentraining
- Knietraining
- Alterssport

Ausdauertraining

Intelligent, effektiv und erfolgreich

Den Trainingsleitfaden „Ausdauertraining – intelligent, effektiv, erfolgreich“ von Dr. Kuno Hottenrott erhalten Sie als besonderen Service nur bei: *Dr. Loges sportsCARE.*
Legen Sie bitte für jedes Exemplar eine Bearbeitungsgebühr in Höhe von DM 5,- in Briefmarken bei.

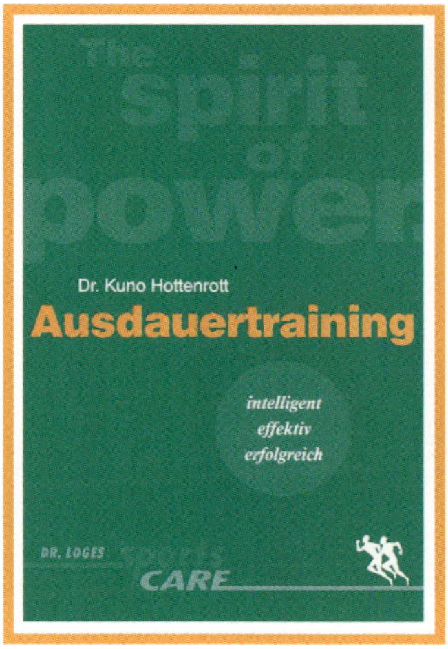

Regeneration im Sport

Für mehr Leistung und Gesundheit

Haben Sie das letzte Jahr trainings- und wettkampfmäßig gut überstanden? Sind Sie gesund geblieben? Waren Sie mit Ihren Leistungen zufrieden? Wenn Sie auch nur den leisesten Zweifel hegen, eine der Fragen mit Ja zu beantworten, sollten Sie sich vielleicht weniger Gedanken über Ihr Training machen als über die Zeit nach dem Training – die Regenerationszeit also!

Und damit Ihre Gedanken gleich in die – aus sportmedizinischer Sicht – richtigen Bahnen gelenkt werden, hat die *Dr. Loges sportsCARE* eine Broschüre herausgegeben, die die beliebtesten und wirkungsvollsten Regenerationsmethoden gesammelt vorstellt. Neben Informationen zu Wärmeanwendungen, Massage, Ernährung und Entspannung und vielem anderen finden Sie auch Praxis-Beispiele, wie hochkarätige Sportler aus dem Ausdauerbereich Regeneration im Alltag umsetzen. Eine durch und durch informative Broschüre, die in keinem Bücherregal von Sportlern fehlen sollte. Zu bestellen ist die – übrigens kostenlose – Broschüre mit dem Titel „Regeneration im Sport“ mit der Servicekarte auf Seite 15.

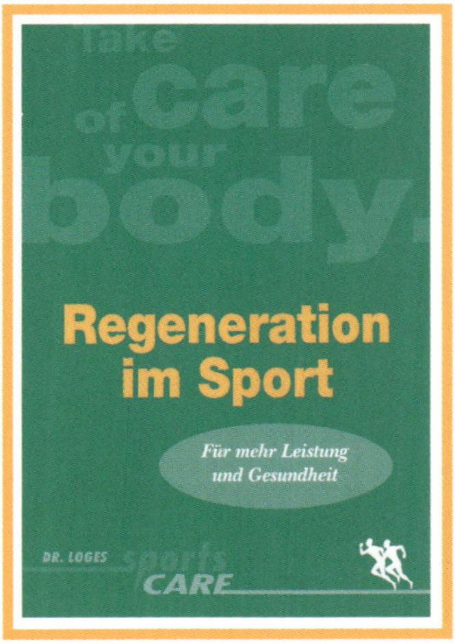

sportsCARE

Zeitschrift für den informierten Sportler

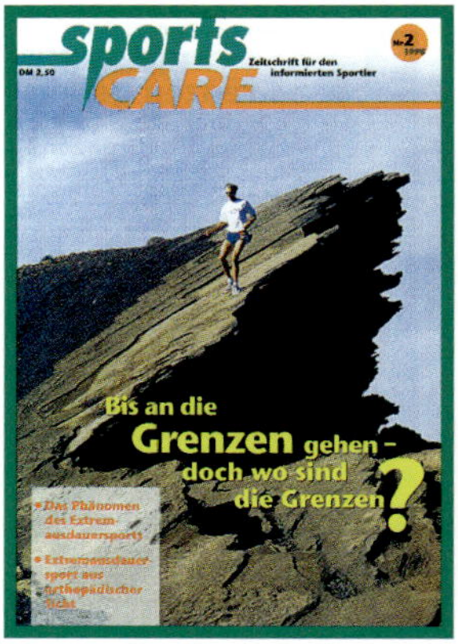

Die Zeitschrift *sportsCARE* wurde 1997 aus der Taufe gehoben und hat sehr schnell viele Freunde gewonnen. Sie schätzen das besondere Konzept dieser neuen Sportzeitschrift:

sportsCARE ist fachübergreifend. Sie berichtet schwerpunktmäßig aus den Bereichen Sportmedizin, Sportwissenschaft und Sporternährung.

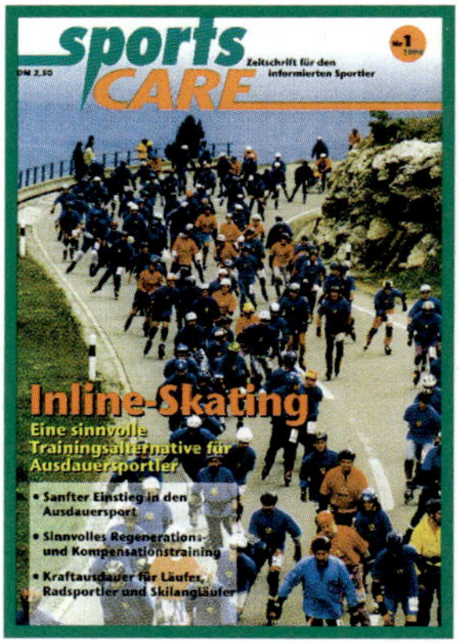

sportsCARE ist disziplinübergreifend. Sie informiert den Läufer wie den Radfahrer, den Triathleten wie den Tennisspieler, wie den Fitneßsportler ... eben alle aktiven Sportler.

sportsCARE ist kompetent. Sie arbeitet mit namhaften Sportexperten und Sportlern zusammen.

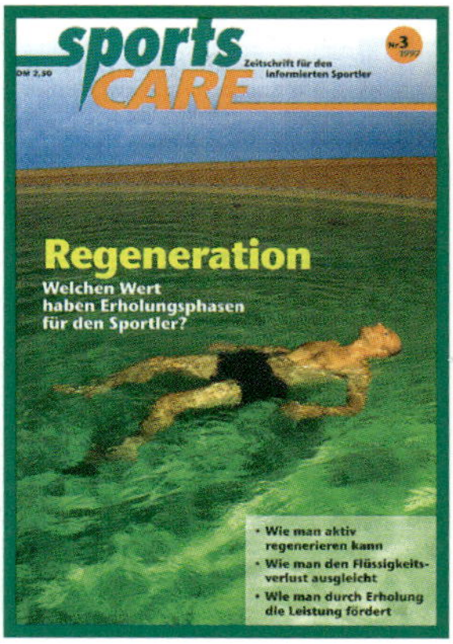

sportsCARE erscheint dreimal pro Jahr (Februar, Juni, Oktober). Sie will den an professionellen Nachrichten interessierten aktiven Sportler gut informieren und sucht den ständigen Dialog mit ihm.

Wollen Sie dabei sein? Dann bestellen Sie *sportsCARE* mit der Servicekarte auf Seite 15. Sie erhalten dann regelmäßig die neue Zeitschrift ab der nächsten Ausgabe im kostenlosen Abonnement. Wir freuen uns auf Sie.

Serviceangebot

Bitte senden Sie mir folgende Artikel aus dem Dr. Loges Serviceangebot :

- ☐ Broschüre anabol-loges®*
  „Schlüssel zur verbesserten Regeneration"
- ☐ Broschüre Cellofit®*
  „Für Gesundheit und Leistung"
- ☐ Broschüre toxi-loges®*
  „Infektschutz für den Athleten"
- ☐ Regeneration im Sport*
  „Für mehr Leistung und Gesundheit"
- ☐ Der Ausdauerprofi*
  „Ihr persönliches Trainingsprogramm"
- ☐ *sportsCARE*-Abonnement*
  „Zeitschrift für den informierten Sportler"

* Diese Unterlagen erhalten Sie kostenlos

- ☐ Gesundheitsorientiertes Fitnesstraining, Band 1 **
  „Fitnessgrundlagen, Krafttraining, Beweglichkeitstraining"
- ☐ Gesundheitsorientiertes Fitnesstraining, Band 2 **
  „Ausdauertraining, Ernährung, Entspannung"
- ☐ Gesundheitsorientiertes Fitnesstraining, Band 3**
  Rückentraining, Knietraining, Alterssport"
- ☐ Trainingsleitfaden: Dr. K. Hottenrott **
  „Ausdauertraining - intelligent, effektiv, erfolgreich"

** Für diese Unterlagen legen Sie bitte für jedes Exemplar eine Bearbeitungsgebühr in Höhe von 5,– DM in Briefmarken bei.

Bitte abtrennen und in einen Fensterumschlag an Dr. Loges + Co. GmbH schicken.

DR. LOGES sportsCARE

Dr. Loges + Co GmbH
Frau Petra Heitmann
Postfach 12 62
21412 Winsen

Absender:

Name

Straße

PLZ Ort